**AVALIAÇÃO E
MANEJO CLÍNICO
PERIOPERATÓRIO**

Editores

Nadia Rahmeh de Paula

Paula Schmidt Azevedo

Filipe Welson Leal Pereira

Lais Helena Navarro e Lima

Leonardo A. M. Zornoff

AVALIAÇÃO E MANEJO CLÍNICO PERIOPERATÓRIO

São Paulo

2023

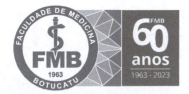 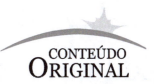

©TODOS OS DIREITOS RESERVADOS À EDITORA DOS EDITORES LTDA.
©2023 – São Paulo
Diretora Editorial e Científica: *Cíntia Johnston*
Produção editorial: *Villa*

Dados Internacionais de Catalogação na Publicação (CIP)
Angélica Ilacqua CRB-8/7057

Avaliação e manejo clínico perioperatório / editores Nadia Rahmeh de Paula...[et al.]. -- São Paulo : Editora dos Editores, 2023.

Outros editores: Paula Schmidt Azevedo, Filipe Welson Leal Pereira, Lais Helena Navarro e Lima, Leonardo A. M. Zornoff.

Bibliografia.
ISBN 978-85-85162-78-8

. Cirurgia - Fatores de risco 2. Medicina e saúde 3. Multidisciplinaridade 4. Pacientes - Cuidados 5. Pacientes - Medidas de segurança 6. Procedimentos cirúrgicos I. Paula, Nadia Rahmeh de. II. Azevedo, Paula Schmidt. III. Pereira, Filipe Welson Leal. IV. Lima, Lais Helena Navarro e. V. Zornoff, Leonardo A. M.

23-164200

CDD-617
NLM-WO-100

Índices para catálogo sistemático:

1. Manejo clínico perioperatório : Ciências médicas   617

Aline Graziele Benitez - Bibliotecária - CRB-1/3129

RESERVADOS TODOS OS DIREITOS DE CONTEÚDO DESTA PRODUÇÃO.
NENHUMA PARTE DESTA OBRA PODERÁ SER REPRODUZIDA ATRAVÉS DE QUALQUER MÉTODO, NEM SER DISTRIBUÍDA E/OU ARMAZENADA EM SEU TODO OU EM PARTES POR MEIOS ELETRÔNICOS, SEM PERMISSÃO EXPRESSA DA EDITORA DOS EDITORES LTDA., DE ACORDO COM A LEI Nº 9.610, DE 19/02/1998.

Este livro foi criteriosamente selecionado e aprovado por uma Editora Científica da área específica do saber a que se aplica. A **Editora dos Editores** assume o compromisso de delegar a decisão da publicação de seus livros a professores e formadores de opinião com notório saber em suas respectivas áreas de atuação profissional e acadêmica, sem a interferência de seus controladores e gestores, cujo objetivo é entregar o melhor conteúdo para sua formação e atualização profissional de forma ética, segura e inovadora.

Te desejamos uma ótima leitura!

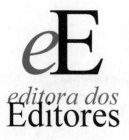

EDITORA DOS EDITORES
Rua Marquês de Itu, 408 — sala 104 — São Paulo/SP
CEP 01223-000
Rua Visconde de Pirajá, 547 — sala 1121 — Rio de Janeiro/RJ
CEP 22410-900

+55 11 2538-3117
contato@editoradoseditores.com.br
www.editoradoseditores.com.br

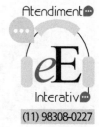

(11) 98308-0227

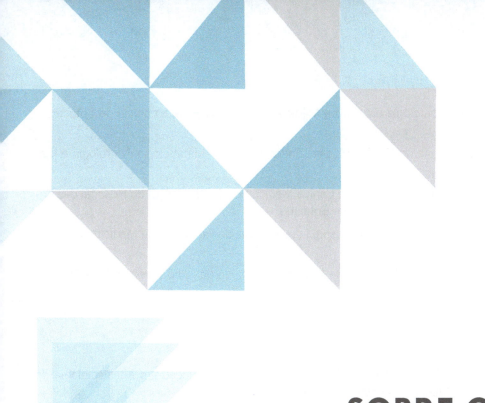

SOBRE OS EDITORES

Nadia Rahmeh de Paula

Mestre em Medicina e Doutoranda em Fisiopatologia em Clínica Médica pela Faculdade de Medicina de Botucatu da Universidade Estadual Paulista (UNESP). Docente da Universidade Anhembi Morumbi em São José dos Campos. Coordenadora do departamento de emergência do Hospital Municipal Dr. José de Carvalho Florence em São José dos Campos.

Paula Schmidt Azevedo Gaiolla

Médica Especialista em Clínica Médica, Terapia Intensiva e Nutrologia. Livre docente em Medicina Interna. Professora associada do Departamento de Clínica Médica e Professora permanente do Programa de Pós-Graduação Fisiopatologia em Clínica Médica da Faculdade de Medicina de Botucatu, Universidade Estadual Paulista Julio de Mesquita Filho (FMB-UNESP).

Filipe Welson Leal Pereira

Doutor em Fisiopatologia em Clínica Médica pela Faculdade de Medicina de Botucatu – UNESP.

Médico especialista em Clínica Médica, Endocrinologia e Metabologia, Nutrologia e Medicina Intensiva.

Médico assistente dos serviços de Clínica Médica Geral e Nutrologia do Hospital das Clínicas da Faculdade de Medicina de Botucatu.

Coordenador da UTI Clínica do Hospital das Clínicas da Faculdade de Medicina de Botucatu (2020 – 2023).

Professor do curso de Medicina da Universidade Nove de Julho (UNINOVE) – Campus Bauru.

Lais Helena Navarro e Lima

MD, Ph.D, SBA-TSA. Professora do Programa de Pós-graduação em Anestesiologia da Faculdade de Medicina de Botucatu – UNESP.

Research Fellow – Resuscitation Research Lab – University of Texas Medical Branch – Galveston/Texas, USA.

Professor assistente Department of Anesthesia, Perioperative and Pain Medicine – University of Manitoba, Winnipeg/Manitoba, Canadá.

Leonardo A. M. Zornoff

Professor Titular do Departamento de Clínica Médica da Faculdade de Medicina de Botucatu da Universidade Estadual Paulista (UNESP).

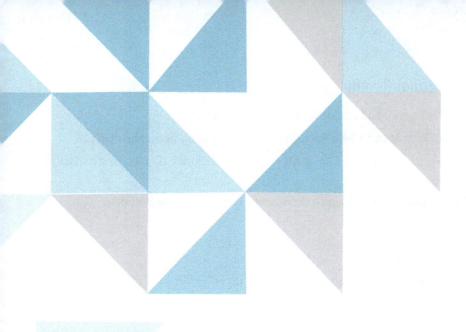

SOBRE OS COLABORADORES

Adriana Valente Fadel

Hematologista, médica do hemocentro do Hospital das Clínicas da Faculdade de Medicina de Botucatu.

André Antunes Moraes de Alencar

Médico. Residência de Clínica Médica e Cardiologia pela Faculdade de Medicina de Botucatu (UNESP).

Bertha Furlan Polegato

Professora Associada do Departamento de Clínica Médica da Faculdade de Medicina de Botucatu – Unesp.

Carolina Rodrigues Tonon

Graduação em Medicina pela Faculdade de Botucatu – UNESP.

Especialista em Clínica Médica pela Faculdade de Medicina de Botucatu – UNESP.

Doutoranda em Fisiopatologia em Clínica Médica pela Faculdade de Medicina de Botucatu – UNESP.

Médica da Disciplina de Clínica Médica do Hospital das Clínicas de Botucatu.

Cíntia Mitsue Pereira Suzuki

Médica Assistente do Pronto-Socorro Referenciado do HC-FMB-UNESP.

Membro do Time de Resposta Rápida e dos Serviços de Gastroenterologia e de Endoscopia Digestiva do HC-FMB-UNESP.

Doutoranda do Programa de Fisiopatologia em Clínica Médica pela Faculdade de Medicina de Botucatu – UNESP.

Daniela Ponce

Graduada em Medicina pela Faculdade de Medicina de Botucatu (FMB-UNESP).

Mestrado e Doutorado, área de conhecimento em Nefrologia pelo Programa de Fisiopatologia em Clínica Médica (FMB UNESP).

Livre docente em Nefrologia (UNESP).

Professora Associada e Médica Nefrologista da Faculdade de Medicina de Botucatu

Responsável Médica pela Unidade de Diálise do HCFMB.

Vice-Coordenadora do Núcleo de Avaliação de Tecnologia em Saúde do HCFMB.

Coordenadora do Programa de Pós Graduação em Fisiopatologia em Clínica Médica da FMB- UNESP.

Daniela Salate Biagioni Vulcano

Mestre em Bases Gerais da Cirurgia (Área de Concentração Nutrição) pela Faculdade de Medicina de Botucatu – UNESP.

Doutoranda pelo Programa de Fisiopatologia em Clínica Médica da mesma instituição.

Nutricionista do Serviço de Terapia Nutricional do Hospital das Clínicas – FMB – UNESP.

Daniele Cristina Cataneo

Livre docente em Cirurgia Torácica e Endoscopia Respiratória.

Professora Associada e Chefe da Disciplina de Cirurgia Torácica do Departamento de Cirurgia e Ortopedia da Faculdade de Medicina de Botucatu – Universidade Estadual Paulista (FMB-Unesp).

Professora Permanente do Programa de Pós-Graduação em Cirurgia e Medicina Translacional e do Programa de Pós-Graduação em Medicina da Faculdade de Medicina de Botucatu – Universidade Estadual Paulista (FMB-Unesp).

Chefe do Serviço de Cirurgia Torácica do Hospital das Clínicas da Faculdade de Medicina de Botucatu (HC-FMB-Unesp). Membro Titular do Colégio Brasileiro de Cirurgiões (CBC).

Danilo Martins

Médico graduado pela Faculdade de Medicina de Botucatu (FMB) da Universidade Estadual Paulista (UNESP).

Especializado em Clínica Médica Geral e doutorando em Fisiopatologia em Clínica Médica pela (FMB-UNESP).

Diego A. Rios Queiróz

Médico Preceptor de Clínica Médica Geral do Hospital das Clínicas da Faculdade de Medicina de Botucatu (HCFMB).

Edson Luis Fávero Junior

Doutor em Fisiopatologia em Clínica Médica pela FMB-UNESP.

Coordenador do Pronto Socorro Referenciado do HCFMB.

Supervisor da Residência de Medicina de Emergência FMB-UNESP.

Felipe Antonio Rischini

Médico pela Universidade Federal de São Carlos (UFSCar).

Residência em Clínica Médica Geral pela (FMB-UNESP).

Médico do Departamento de Clínica Médica FMB.

Coordenador Médico do Time de Resposta Rápida do HCFMB.

Fernando Gomes Romeiro

Especialista em Gastroenterologia pela Federação Brasileira de Gastroenterologia (FBG).

Membro Titular da Sociedade Brasileira de Hepatologia (SBH).

Professor da disciplina de Gastroenterologia e Preceptor da Residência Médica de Gastroenterologia.

Professor do Curso de Pós Graduação de Fisiopatologia em Clínica Médica e no Mestrado profissionalizante na Faculdade de Medicina de Botucatu (UNESP).

Membro do Grupo de Pesquisa Clínica e Patobiologia do Fígado junto ao Diretório dos Grupos de Pesquisa do Brasil do Conselho Nacional de Desenvolvimento Científico e Tecnológico – CPFig – CNPq.

Filipe Ferrão Costa

Especialização em Cirurgia Geral pela Faculdade de Medicina de Botucatu (UNESP).

Especialização em Cirurgia do Aparelho Digestivo pela UNESP.

Médico Assistente pela Cirurgia Geral e membro do Time de Trauma do Hospital das Clínicas de Botucatu - HC-UNESP.

Filipe Welson Leal Pereira

Doutor em Fisiopatologia em Clínica Médica pela Faculdade de Medicina de Botucatu – UNESP.

Médico especialista em Clínica Médica, Endocrinologia e Metabologia, Nutrologia e Medicina Intensiva.

Médico assistente dos serviços de Clínica Médica Geral e Nutrologia do Hospital das Clínicas da Faculdade de Medicina de Botucatu.

Coordenador da UTI Clínica do Hospital das Clínicas da Faculdade de Medicina de Botucatu (2020 – 2023).

Professor do curso de Medicina da Universidade Nove de Julho (UNINOVE) – Campus Bauru.

Julia Baldon Scardini

Médica pela Escola Superior de Ciências da Santa Casa de Misericórdia de Vitória.

Clínica Médica pela Faculdade de Medicina de Botucatu (UNESP)

Nefrologia pela UNESP.

Katashi Okoshi

Professor Titular de Cardiologia da Faculdade de Medicina de Botucatu (UNESP).

Lais Helena Navarro e Lima

MD, Ph.D, SBA-TSA. Professora do Programa de Pós-graduação em Anestesiologia da Faculdade de Medicina de Botucatu – UNESP.

Research Fellow – Resuscitation Research Lab – University of Texas Medical Branch – Galveston/Texas, USA.

Professor assistente Department of Anesthesia, Perioperative and Pain Medicine – University of Manitoba, Winnipeg/Manitoba, Canadá.

Leonardo A. M. Zornoff

Professor Titular do Departamento de Clínica Médica da Faculdade de Medicina de Botucatu da Universidade Estadual Paulista (UNESP).

Letícia Pedreira de Menezes

Médica graduada pelo Centro Universitário Barão de Mauá- Ribeirão Preto.

Clínica Médica pela Faculdade de Medicina de Botucatu (FMB-UNESP).

Residente em Hematologia e Hemoterapia pela Faculdade de Medicina de Botucatu – UNESP.

Liana Sousa Coelho

Doutora em Fisiopatologia em Clínica Medica pela Faculdade de Medicina de Botucatu (FMB-UNESP).

Médica Pneumologista da FMB.

Professora do Curso de Medicina Uninove Bauru.

Marcone Lima Sobreira

Livre Docente em Cirurgia Vascular e Endovascular.

Especialista em Cirurgia Vascular pela SBACV/AMB.

Área de atuação em Angioradiologia e Cirurgia Endovascular. Ecografia Vascular com Doppler SBACV/CBR/AMB.

Chefe da disciplina e do Serviço de Cirurgia Vascular e Endovascular – Faculdade de Medicina de Botucatu (FMB-UNESP).

Marcos Ferreira Minicucci

Professor Associado do Departamento de Clínica Médica da Faculdade de Medicina de Botucatu (FMB-UNESP).

Marina Politi Okoshi

Professora Titular do Departamento de Clínica Médica da Faculdade de Medicina de Botucatu (FMB-UNESP).

Matheus Fernando Leal Pereira

Médico Graduado pela Universidade Federal do Piauí (UFPI).

Residente em Clínica Médica pela Faculdade de Medicina de Botucatu (FMB-UNESP).

Nadia Rahmeh de Paula

Mestre em Medicina e Doutoranda em Fisiopatologia em Clínica Médica pela Faculdade de Medicina de Botucatu da Universidade Estadual Paulista (UNESP). Docente da Universidade Anhembi Morumbi em São José dos Campos. Coordenadora do departamento de emergência do Hospital Municipal Dr. José de Carvalho Florence em São José dos Campos.

Patrícia Langennegger

Geriatra graduada pelo Hospital das Clínicas da Faculdade de Medicina da Universidade de São Paulo (HCFMUSP).

Especialização em Administração Hospitalar e de Sistemas de Saúde pela Fundação Getúlio Vargas.

Pós-Graduação em Cuidados Paliativos e Psico-Sócio-Oncologia pelo Instituo Pallium, Buenos Aires, Argentina.

Coordenadora do Núcleo de Cuidados Paliativos e Visitas Hospitalares do COE Oncologia e Doenças Autoimunes e Hospital Pio XII, São José dos Campos.

Paula Schmidt Azevedo Gaiolla

Médica Especialista em Clínica Médica, Terapia Intensiva e Nutrologia. Livre docente em Medicina Interna. Professora associada do Departamento de Clínica Médica e Professora permanente do Programa de Pós-Graduação Fisiopatologia em Clínica Médica da Faculdade de Medicina de Botucatu, Universidade Estadual Paulista Julio de Mesquita Filho (FMB-UNESP).

Paulo do Nascimento Junior

Professor Titular da Faculdade de Medicina de Botucatu, Universidade Estadual Paulista Júlio de Mesquita Filho (FMB-UNESP).

Médico Especialista em Anestesiologia, doutor em Anestesiologia (FMB-UNESP).

Pós-doutorado na University of Texas Medical Branch UNESP.

Coordenador do Programa de Pós-Graduação em Anestesiologia, Departamento de Especialidades Cirúrgicas e Anestesiologia da Faculdade de Medicina de Botucatu (UNESP).

Rafael Dezen Gaiolla

Médico Hematologista. Mestre e Doutor em Patologia pela Faculdade de Medicina de Botucatu, Universidade Estadual Paulista (UNESP).

Hematologista do Hospital das Clínicas da Faculdade de Medicina de Botucatu-UNESP– HCFMB.

Coordenador do Serviço de Oncologia do HCFMB.

Raquel Simões Ballarin

Médica com Especialização em Clínica Médica e Endocrinologia e Metabologia.

Doutoranda em Fisiopatologia em Clínica Médica pela FMB-UNESP.

Roberto Minoru Tanni Inoue

Doutor em Fisiopatologia em Clínica Médica – Área de Cardiologia.

Especialista em Clínica Médica pela Sociedade de Clínica Médica – SBCM.

Residência em Clínica Médica Geral e Residência em Cardiologia.

Exerce atividades de ensino junto à graduação e residência médica de Clínica Médica e Medicina de Emergência no Hospital das Clínicas da Faculdade de Medicina de Botucatu (HCFMB-UNESP).

Rodrigo Mistilides Regatieri

Médico graduado pela Universidade de Ribeirão Preto (UNAERP).

Clínica Médica pela Faculdade de Medicina de Botucatu (UNESP).

Residente em Endocrinologia e Metabologia pela Faculdade de Medicina de Botucatu (UNESP).

Rodrigo Moreira e Lima

MD, Ph.D. Research Fellow – Resuscitation Research Lab – University of Texas.

Medical Branch – Galveston/Texas, USA. Clinical Fellow – Department of Anesthesia and Perioperative Medicine – Queen's University, Kingston/Ontario, Canadá. – Assistant.

Professor – Department of Anesthesia, Perioperative and Pain Medicine – University of Manitoba, Winnipeg/Manitoba, Canadá.

Rubens Fornasari Neto

Médico pela Faculdade de Medicina de Itajubá (FMIT).

Clínica Médica pela Faculdade de Medicina de Botucatu (UNESP).

Cardiologista pelo Instituto do Coração da Faculdade de Medicina da Universidade de São Paulo (InCor-USP).

Fellow em Ecocardiografia pelo InCor-USP.

Sergio Alberto Rupp de Paiva

Professor Titular de Clínica Médica do Departamento de Clínica Médica da Faculdade de Medicina de Botucatu (UNESP).

Simone Alves do Vale

Médica Pneumologista do Hospital das Clínicas da Faculdade de Medicina de Botucatu (HCFMB-UNESP).

Suzana Erico Tanni

Livre Docente em Pneumologia pela Faculdade de Medicina de Botucatu (FMB-UNESP).

Doutorado em Fisiopatologia em Clínica Médica pela FMB-UNESP.

Taline Allison Artemis Lazzarin Silva

Graduada em Medicina pela Universidade Estadual do Oeste do Paraná (UNIOESTE).

Residência em Clínica Médica pela Faculdade de Medicina de Botucatu da Universidade Estadual Paulista "Júlio de Mesquita Filho" (FMB-UNESP).

Doutoranda em Fisiopatologia em Clínica Médica pela FMB-UNESP.

Thiago DiasBaumgratz

Especialista em Medicina de Emergência pela Universidade Estadual de Campinas (UNI-CAMP).

Doutorando do Programa de Pós-graduação do Departamento de Clínica Médica da Faculdade de Medicina de Botucatu (FMB/UNESP).

Docente do curso de Medicina da Universidade Anhembi Morumbi – Piracicaba.

Vânia Ferreira de Sá Mayoral

Médica Especialista em Geriatria pela Sociedade Brasileira de Geriatria e Gerontologia.

Doutora em Fisiopatologia em Clínica Médica pela Faculdade de Medicina de Botucatu; Universidade Estadual Paulista.

Médica Assistente do Serviço de Terapia Nutricional Interprofissional.

Vinícius Padovese

Médico pela Faculdade de Medicina de Marília (FAMEMA).

Clínica Médica pela Faculdade de Medicina de Botucatu (UNESP).

Cardiologista pela Faculdade de Medicina de São José do Rio Preto (FAMERP).

Aprimorando em Arritmia Clínica pelo IMC (Instituto de Moléstias Cardiovasculares) de São José do Rio Preto.

Walmar Kerche de Oliveira

Doutor em Cirurgia pela Faculdade de Medicina de Botucatu (UNESP).

Professor Assistente Doutor do Departamento de Cirurgia e Ortopedia da Faculdade de Medicina de Botucatu (UNESP).

Membro Titular do Colégio Brasileiro de Cirurgia Digestiva (CBCD).

Membro Titular da Sociedade Brasileira de Endoscopia Digestiva (SOBED).

Membro Titular da Sociedade Brasileira de Cirurgia Minimamente Invasiva e Robótica (SOBRACIL)

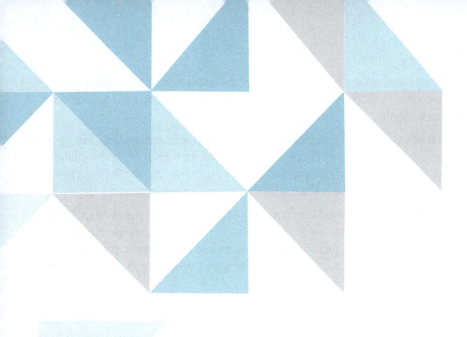

AGRADECIMENTOS

À Profª. Dra. Paula Schimidt Azevedo Gaiolla, pela insistência em me convencer de minha capacidade de realização, pelo constante entusiasmo na proposta de oferecer o melhor aos pacientes sob nossos cuidados, pela paciência ao longo do trabalho; por ensinamentos compartilhados que não seriam possíveis em qualquer outro lugar ou com outro profissional, dentro e fora da Medicina. Não há como agradecer o suficiente.

Ao Prof. Dr. Leonardo A. M. Zornoff por dividir conhecimento, experiência, raciocínio ímpares, além de expressivo suporte, estímulo e orientação constante, a qualquer dia e horário, sobre qualquer tema.

À Faculdade de Medicina de Botucatu, especialmente àqueles do Departamento de Clínica Médica, por me receberem com tanto carinho, respeito e disponibilidade na formação do ser humano e profissional que sou, mostrando a possibilidade infinita de melhorar. Obrigada aos queridos Bertha, Danilo, Diego, Filipe, Marina, Marcos, Minoru e Sérgio.

À Profª. Dra. Laís, por diferenciada compreensão, apoio, respeito e entusiasmo, fundamentais para esta realização.

Aos especialistas e residentes que fizeram parte da elaboração deste protocolo com tanto afinco e dedicação, viabilizando certamente melhorias ao cuidado com nossos doentes, especial agradecimento.

Novamente à família, representada pelos pais sempre fonte de estrutura, exemplo e apoio, irmãos que insistem em me conectar com o melhor de mim e abrandar qualquer obstáculo, sobrinhos que trazem o melhor da vida à tona. Aos amados Gabriel, meu parceiro de vida e minhas pequenas Luísa e Melissa, donas do meu melhor sorriso.

Especial agradecimento e amor à Mari, por ouvir reclamações, angústias e, principalmente, pela ajuda acadêmica e apoio ao projeto; à Nataly, por horas de desabafo, sorrisos, suporte emocional e físico, inclusive abrindo as portas de sua casa e família para me receber e ao Filipe, por opiniões e críticas sinceras, com respeito, preocupação e acolhimento.

Nadia Rahmeh de Paula

Editora

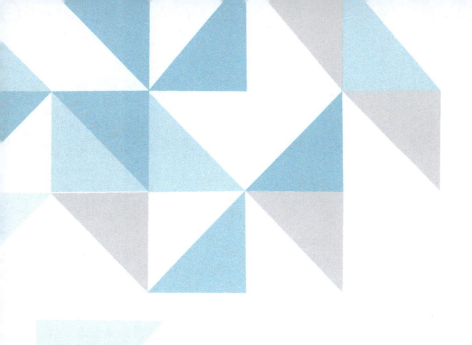

DEDICATÓRIA

Dedico este livro àqueles que inspiram minha busca por ser uma pessoa e profissional melhor, parte de grandes alegrias e frustrações, mas principalmente de intenso aprendizado constante; aqueles que suscitaram o objetivo de construção deste projeto com excelência: os pacientes.

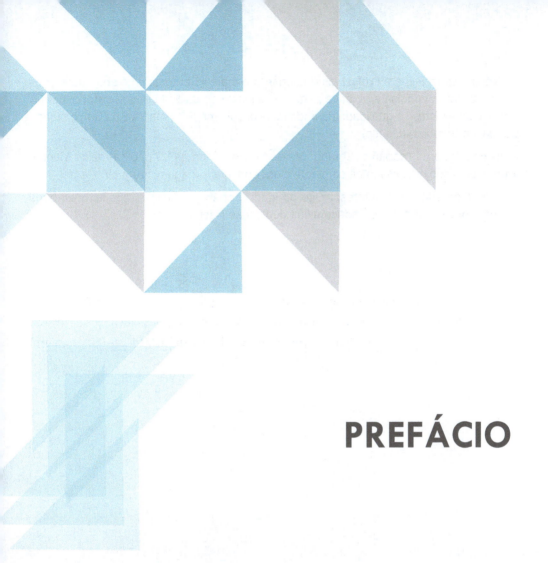

PREFÁCIO

Operar... cirurgia... essas palavras estão no subconsciente de muitos de nós, antes mesmo de nos graduarmos na faculdade (especialmente para os que aqui nos leem e que são profissionais da área da saúde).

São palavras que remetem ao temor, à dor, à fé no acerto ou à confiança no "dar certo", de ser submetido a um ato cirúrgico , ser operado. Posto tal fato, sem dúvida, a ciência perioperatória é um dos braços fundamentais da prática médica diária e a dedicação a esse cuidado ultrapassa os corredores dos centros cirúrgicos e das habilidosas e precisas mãos dos cirurgiões.

A Ciência do perioperatório é multidisciplinar e feito voltado a um resultado único: cuidar para a volta à vida diária... para o paciente ser o mesmo eu ativo de antes da cirurgia... ou até melhor!

É com muita alegria que vemos novos, habilidosos, competentes e qualificados profissionais se dedicarem a esta área tão fundamental da prática clínica. Os editores

Drs. Nádia, Paula, Filipe e Profs. Laís e Leonardo e mais 43 autores e colaboradores nos trazem uma obra concisa e objetiva para a excelência do cuidado perioperatório, com o reconhecido *expertise* e qualidade da tradicional escola médica brasileira da Universidade Estadual de Botucatu (Unesp).

Distribuídas em 19 capítulos abrangentes tão necessários, as 127 páginas deste Manual trazem a provisão necessária da completa e adequada abordagem cirúrgica integral.

Ao time de editores e autores, muito obrigado por sua dedicação; aos leitores, bons estudos. Nossos pacientes agradecem sua dedicação e seu cuidado!

Dr. Helio Penna
Médico Emergencista e Intensivista
Presidente da Associação Brasileira de Medicina de Emergência (ABRAMEDE)
Médico do Departamento de Pacientes Graves do Hospital Israelita Albert Einstein (HIAE)
Professor Afiliado da Escola Paulista de Medicina (EPM/Unifesp)

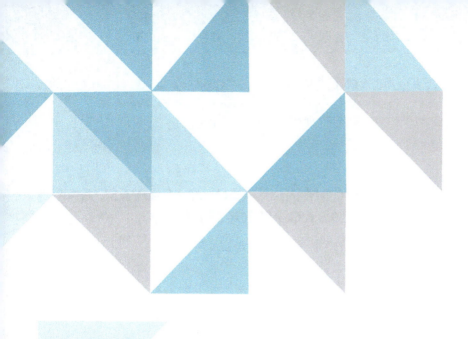

SUMÁRIO

CAPÍTULO 1 | **AVALIAÇÃO GERAL,** 1
Nádia Rahmeh de Paula | Rodrigo Mistilides Regatieri | Filipe Welson Leal Pereira
Laís Helena Navarro e Lima | Paulo do Nascimento Júnior

CAPÍTULO 2 | **AVALIAÇÃO COM EXAMES COMPLEMENTARES,** 9
Rodrigo Mistilides Regatieri | Nádia Rahmeh de Paula | Rodrigo Lima
Paulo do Nascimento Júnior | Laís Helena Navarro e Lima

CAPÍTULO 3 | **AVALIAÇÃO CARDIOVASCULAR,** 13

Nádia Rahmeh de Paula | Vinícius Padovesi | André Antunes Moraes de Alencar
Taline Allison Artemis Lazzarin Silva | Leonardo A. M. Zornoff

CAPÍTULO 4 | **MANEJO DE COMORBIDADES CARDIOVASCULARES E METABÓLICAS NO PERIOPERATÓRIO,** 17

Filipe Welson Leal Pereira | Vinícius Padovesi | Taline Allison Artemis Lazzarin Silva
Paula Schmidt Azevedo Gaiolla | Marina Politi Okoshi

CAPÍTULO 5 | **PROFILAXIA PARA ENDOCARDITE INFECCIOSA NO PERIOPERATÓRIO,** 23

Rubens Fornasari Neto | Nádia Rahmeh de Paula | Diego A. Rios Queiróz
Katashi Okoshi | Leonardo A. M. Zornoff

CAPÍTULO 6 | **ANTIAGREGAÇÃO E ANTICOAGULAÇÃO NO PERIOPERATÓRIO,** 27

Nádia Rahmeh de Paula | Letícia Pedreira de Menezes | Danilo Martins
Diego A. Rios Queiróz | Marcone Lima Sobreira

CAPÍTULO 7 | **ESTRATÉGIAS PARA REDUÇÃO DO RISCO PERIOPERATÓRIO,** 39

Rubens Fornasari Neto | Nádia Rahmeh de Paula | Diego A. Rios Queiróz
Carolina Rodrigues Tonon | Leonardo A M Zornoff

CAPÍTULO 8 | **MANEJO E PROFILAXIA PARA TROMBOEMBOLISMO VENOSO (TEV) PERIOPERATÓRIO,** 45

Letícia Pedreira de Menezes | Nádia Rahmeh de Paula | Diego A. Rios Queiróz
Bertha Furlan Polegato | Marcone Lima Sobreira

CAPÍTULO 9 | **AVALIAÇÃO E MANEJO PERIOPERATÓRIO PULMONAR DE CIRURGIAS NÃO TORÁCICAS, 49**

Diego A. Rios Queiróz | Julia Baldon Scardini | Simone Alves do Vale
Liana Sousa Coelho | Suzana Erico Tanni

CAPÍTULO 10 | **MANEJO PERIOPERATÓRIO PARA CIRURGIAS TORÁCICAS, 61**

Nádia Rahmeh de Paula | Julia Baldon Scardini | Roberto Minoru Tanni Inoue
Daniele Cristina Cataneo | Diego A. Rios Queiróz

CAPÍTULO 11 | **AVALIAÇÃO E MANEJO DO PACIENTE COM DIABETES *MELLITUS*, 71**

Julia Baldon Scardini | Carolina Rodrigues Tonon | Nádia Rahmeh de Paula
Marina Politi Okoshi | Filipe Welson Leal Pereira

CAPÍTULO 12 | **USO DE CORTICOIDE E PREVENÇÃO DE CRISE ADRENAL NO PERIOPERATÓRIO, 77**

Vinícius Padovesi | Nádia Rahmeh de Paula | Bertha Furlan Polegato
Sérgio Alberto Rupp de Paiva | Filipe Welson Leal Pereira

CAPÍTULO 13 | **AVALIAÇÃO E MANEJO DO DOENTE RENAL CRÔNICO E PREVENÇÃO DE LESÃO RENAL AGUDA, 81**

Julia Baldon Scardini | Nádia Rahmeh de Paula | Danilo Martins
Marcos Ferreira Minicucci | Daniela Ponce

CAPÍTULO 14 | **MANEJO DE FLUIDOTERAPIA NO PERIOPERATÓRIO, 87**

Nádia Rahmeh de Paula | Rubens Fornasari Neto | Edson Luis Fávero Jr
Filipe Ferrão | Walmar Kersche de Oliveira

CAPÍTULO 15 | **AVALIAÇÃO E MANEJO DO PACIENTE CIRRÓTICO NO PERIOPERATÓRIO,** 93

Vinícius Padovesi | Nádia Rahmeh de Paula | Cíntia Mitsue P. Suzuki
Roberto Minoru Tanni Inoue | Fernando Gomes Romeiro

CAPÍTULO 16 | **AVALIAÇÃO E MANEJO DO *DELÍRIUM* NO PERIOPERATÓRIO,** 103

Rodrigo Mistilides Regatieri | Nádia Rahmeh de Paula | Patrícia Langenneger
Vânia Ferreira de Sá Mayoral | Paula Schmidt Azevedo Gaiolla

CAPÍTULO 17 | **AVALIAÇÃO E MANEJO NUTRICIONAL NO PERIOPERATÓRIO,** 111

Paula Schmidt Azevedo Gaiolla | Raquel Simões Ballarin | Daniela Salate Biagioni Vulcano
Filipe Welson Leal Pereira | Sergio Alberto Rupp de Paiva

CAPÍTULO 18 | **AVALIAÇÃO E MANEJO TRANSFUSIONAL NO PERIOPERATÓRIO,** 121

Letícia Pedreira de Menezes | Nádia Rahmeh de Paula | Adriana Valente Fadel
Filipe Welson Leal Pereira | Rafael Dezen Gaiolla

CAPÍTULO 19 | **INDICAÇÕES DE SOLICITAÇÃO DE VAGA DE TERAPIA INTENSIVA NO PERIOPERATÓRIO,** 127

Filipe Welson Leal Pereira | Matheus Fernando Leal Pereira | Thiago Baumgratz
Felipe Antonio Rischini | Marcos Ferreira Minicucci

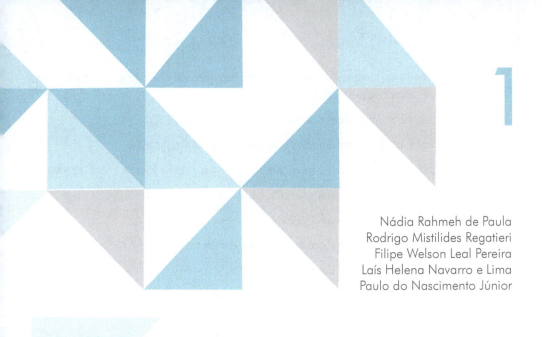

Nádia Rahmeh de Paula
Rodrigo Mistilides Regatieri
Filipe Welson Leal Pereira
Laís Helena Navarro e Lima
Paulo do Nascimento Júnior

AVALIAÇÃO GERAL

Avaliação inicial do paciente

O primeiro passo na avaliação perioperatória deve ser a realização de anamnese detalhada e cuidadosa, preferencialmente com paciente ou com cuidadores e responsáveis. Inicialmente deverá abordar a doença de base que indicou o procedimento, além de esclarecimento sobre a proposta e via cirúrgica, possibilidade de sangramento e tempo de duração.

Neste momento, questiona-se o paciente ou familiar e até o médico que acompanha sobre a presença de comorbidades, alergias, possíveis eventos adversos durante anestesia prévia, necessidade prévia de suporte transfusional (e aceitação sobre o assunto, caso necessário), uso de medicações e aderência a tratamentos sugeridos, além de sinais e sintomas existentes até o momento.

É imprescindível a avaliação quanto à capacidade funcional do paciente, estimada subjetivamente sob a forma de *metabolic equivalents* (METs) por meio do Índice de Duke, sob perguntas como "Você consegue..":

–"...cuidar de si mesmo?" – explicado como atividades simples de autocuidado, como alimentar-se e vestir-se. (2,75 METs)

– "...caminhar um ou dois quarteirões no plano?" (2,75 METs)

–"...fazer trabalhos leves em casa, como lavar a louça?" (2,7 METs)

–"...fazer trabalhos um pouco mais cansativos em casa, como varrer o chão?" (3,5 METs)

–"...cuidar do jardim e cortar grama?" (4,5 METs)

–"...realizar atividade sexual?" (5,25 METs)

–"...subir um lance de escadas ou caminhar em uma subida?" (5,5 METs)

–"...correr uma distância curta?" (8 METs)

–"...fazer trabalhos pesados em casa, como deslocar móveis ou esfregar o piso?" (8 METs)

–"...participar de atividades como dançar?" (6,0 METs)

–"...participar de atividades como natação ou jogar futebol?" (7,5 METs)

Resultados acima de 4 METs são considerados como boa capacidade funcional e se associam a excelente prognóstico perioperatório, ainda que na presença de doença arterial coronariana (DAC) estável, por exemplo. Em contrapartida, capacidade funcional pobre (ou não avaliável), ou seja, < 4 METs, foi associada a aumento da mortalidade cardiovascular perioperatória.

Exame físico minucioso deverá ser realizado em busca de cardiopatias ou fatores de risco, bem como outras comorbidades. Atentar para sopros cardíacos, cervicais ou abdominais, palpação de pulsos, sinais de doença pulmonar, hepatopatia etc.

Adicionalmente, observa-se envelhecimento populacional com maior expectativa de vida. Portanto, o número de idosos que necessitam de algum procedimento cirúrgico está aumentando.

Desta forma, recomenda-se a avaliação da presença de síndrome (Sd) de fragilidade do idoso, principalmente em pessoas acima de 70 anos. A síndrome de fragilidade do idoso caracteriza-se pela diminuição da reserva fisiológica, associada ao envelhecimento e que resulta em diminuição da resiliência, da capacidade de adaptação e do aumento da vulnerabilidade a estressores, como procedimentos cirúrgicos. A Sd da Fragilidade é multidimensional, mas uma das características comuns aos instrumentos de avaliação é a redução da capacidade funcional. Desta forma, a inabilidade de subir 2 lances de escadas (cada lance com 18 a 21 degraus) se mostrou fator independente para risco de morte em 30 dias e 1 ano, além de melhorar a performance do índice de risco cardíaco revisado.

Identificar a presença desta condição auxilia as equipes clínicas, cirúrgicas e de anestesiologia na tomada de decisão e no preparo, por um maior risco de delirium e declínio funcional, como a necessidade de dispositivos para auxiliar na deambulação, lesão por pressão e outras complicações mais graves, além de maior risco de morte.

Portanto, a versão do "2022 ESC Guidelines on cardiovascular assessment and management of patients undergoing non-cardiac surgery" recomenda que todos os idosos sejam avaliados com uso de alguma ferramenta para Sd de Fragilidade que seja validada, quanto à sua habilidade de subir 2 lances de escada.

Avaliação do procedimento proposto

Além do risco inerente ao paciente, suas comorbidades e capacidade funcional, é fundamental detalhar avaliação do procedimento cirúrgico propriamente dito para manejo perioperatório adequado, no tocante ao estabelecimento de estratégias com impacto verdadeiro e positivo em morbimortalidade.

A American Heart Association, em seu último "Guideline on Perioperative Cardiovascular Evaluation and Management of Patients Undergoing Noncardiac Surgery", define:

◆ **Procedimento de emergência:** aquele no qual a vida ou membro está gravemente ameaçado caso não seja realizado procedimento, idealmente, em menos de 6 horas. Assim, cabe nenhuma ou mínima avaliação clínica prévia ao ato cirúrgico.

◆ **Procedimento de urgência:** aquele no qual há ameaça à vida ou a membro caso não seja realizado procedimento, idealmente, entre 6 e 24 horas. Dessa forma, é possível e desejável, caso indicado, que sejam realizadas avaliação clínica e propostas estratégias para o melhor cuidado durante a cirurgia. Por exemplo: avaliação clínica quanto à possibilidade de insuficiência cardíaca (por meio de história, exame físico, radiografia e até ecografia à beira leito), guiando uso de medicações pré-anestésicas.

◆ **Procedimento "tempo-sensível":** cirurgia na qual um atraso de 1 a 6 semanas para avaliação perioperatória adicional (p. ex., com exames subsidiários e testes provocativos de isquemia) causará impacto negativo significativo no desfecho para os doentes. Grande exemplo são algumas cirurgias oncológicas.

◆ **Procedimento eletivo:** aquele que pode ser adiado até 1 ano, visando melhor avaliação e controle das comorbidades para redução de desfechos negativos perioperatórios.

Estas definições reforçam a importância de estabelecer metas na avaliação e proposta cirúrgica, descritas mais à frente neste manual. Estas visam não só organização e padronização de condutas e melhores resultados individuais para os pacientes, como otimização de tempo e recursos.

Importante ressaltar, ainda, a avaliação no que diz respeito ao risco cardiovascular (risco de IAM ou morte em 30 dias pós-cirurgia) atribuído especificamente ao tipo de operação proposta, definido pela European Society of Cardiology (ESC) como:

◆ **Cirurgias de baixo risco (< 1%):** pequenas cirurgias superficiais, procedimentos odontológicos e oftalmológicos, reconstruções, ginecológicas pequenas e de mama, ortopédicas menores, cirurgias de tireoide, ressecção prostática transuretral e endarterectomia ou colocação de *stent* intracarotídeo em pacientes assintomáticos.

◆ **Cirurgias de risco intermediário (1% a 5%):** intraperitoneais, angioplastias de vasos periféricos ou abordagem carotídea em pacientes sintomáticos, reparo aneurismático endovascular, neurocirurgias e de cabeça e pescoço, ortopédicas maiores, transplante renal, ginecológicas grandes, pequena cirurgia intratorácica.

◆ **Cirurgias de alto risco cardiovascular (> 5%):** cirurgias aórticas e grandes cirurgias vasculares, revascularização aberta de membro ou tromboembolectomia ou amputação, cirurgias duodenopancreáticas, hepáticas ou de vias biliares, esofagectomia, rafias de perfuração enteral, transplante hepático ou pulmonar, ressecção adrenal, pulmonar ou vesical.

Notam-se algumas divergências na literatura, como classificação apenas em baixo risco (< 1%) e alto risco (> 1%) pela American Heart Association e American College of Cardiology (com a justificativa de que a conduta seria a mesma para cirurgias de risco intermediário e alto) e divisão em baixo, intermediário e alto risco (sendo alto risco apenas cirurgias vasculares e de urgência e emergência) pela Sociedade Brasileira de Cardiologia. Ainda assim, é consenso que essa estratificação deve basear a tomada de decisões e abordagem ao paciente no período perioperatório.

Índices de risco

Ao longo dos últimos trinta anos, vários índices de risco cardiovascular foram desenvolvidos, por meio da análise de múltiplas variáveis e a relação entre características clínicas e observação de morbidade e mortalidade perioperatória. Recomenda-se o uso de tais riscos durante avaliação perioperatória como ferramenta adicional.

Todavia, é notado que os índices desenvolvidos até o momento possuem baixa acurácia, além de concebidos antes de importante evolução tecnológica diagnóstica e terapêutica.

Destacam-se os índices "Revised Cardiac Risk Indice de Lee" – RCRI *et al.* modificado (que prediz risco pós operatório da ocorrência de infarto agudo do miocárdio, edema agudo pulmonar, fibrilação ventricular ou parada cardiorespiratória (PCR) e bloqueio atrioventricular total, porém com baixa acurácia para cirurgias vasculares); o índice proposto pelo "American College of Physicians" – ACP (preditor de infarto agudo do miocárdio e morte em 30 dias pós-operatório) e o Estudo Multicêntrico de Avaliação Perioperatória – EMAPO, desenvolvido e validado para a população brasileira.

Ressalta-se, ainda, a ferramenta criada pelo American College of Surgeons (ACS), conhecida como ACS NSQIP® Surgical Risk Calculator (www.riskcalculator.facs.org). Desenvolvida com dados de mais de 1 milhão de operações em 393 hospitais nos Estados Unidos, possui boa acurácia na predição de eventos naquela população e contempla, além do tipo específico de procedimento cirúrgico a ser adotado, 21 variáveis clínicas, fornecendo estimativa de risco de oito desfechos diferentes. Por outro lado, esta ferramenta apresenta algumas limitações como variáveis de determinação subjetiva e ainda necessita de validação em outras populações.

Considerando vantagens e desvantagens de cada índice de risco, adaptados à sistemática de atendimento do Hospital das Clínicas da Faculdade de Medicina de Botucatu, a elaboração deste protocolo elegeu o uso do risco desenvolvido pela ACP, não descartando a possibilidade de avaliação por algum outro dos índices citados conforme necessário.

Exames subsidiários

Eletrocardiograma (ECG)

O ECG de doze derivações, apesar de comumente realizado para pacientes em avaliação perioperatória e de fornecer informações prognósticas em pacientes com DAC e portadores de doenças estruturais cardíacas (bloqueios atrioventriculares ou de condução, sobrecargas e arritmias significativas), pode estar normal em pacientes com doença isquêmica ou mesmo infarto agudo do miocárdio propriamente dito. Ainda, pode não proporcionar qualquer conduta adicional perioperatória em relação às doenças estruturais, por exemplo.

Além disso, a realização de rotina de exame pouco específico pode levar a grande quantidade de resultados falsos positivos, gerando ansiedade por parte da equipe médica e do paciente, o que causa, inclusive, o cancelamento inapropriado de procedimento cirúrgico, com grande prejuízo financeiro ao serviço de saúde e à assistência *per se*.

Estudo retrospectivo com mais de 23 mil pacientes apontou que alterações eletrocardiográficas pré-operatórias foram associadas a maior incidência de mortes de causa cardíaca em 30 dias. Entretanto, em estudos realizados com pacientes submetidos a cirurgias de riscos baixo e até intermediário, a obtenção de ECG apresentou informação prognóstica limitada.

Assim, segundo levantamento da ESC/ESA (European Society of Cardiology/European Society of Anesthesiology) por meio de seu último *guideline* sobre manejo perioperatório, evidências mostram benefício na realização de ECG para pacientes submetidos a cirurgias de risco cardiovascular intermediário ou alto na presença de qualquer fator de risco clínico (a saber: DAC, IC, DM e DRC). Este mesmo *guideline* sugere considerar individualmente a indicação do exame para pacientes com mais de 65 anos submetidos a cirurgias de risco intermediário ou alto e para aqueles com fatores de risco submetidos a cirurgias de baixo risco.

Porém, devido à assistência à saúde no Brasil prejudicada, com população sem avaliações médicas frequentes, além da fácil disponibilidade e baixa complexidade do ECG, consideramos que pacientes acima de 40 anos que serão submetidos a cirurgias de intermediário/alto risco poderiam se beneficiar da realização do exame para uma sucinta avaliação cardiológica.

Radiografia de tórax

A literatura mostrou que o uso rotineiro de radiografia de tórax raramente interfere no manejo anestésico e não prediz complicações perioperatórias, sendo reservado para pacientes com sinais e sintomas sugestivos de doenças respiratórias ou cardíacas graves e aqueles submetidos a cirurgias de vias aéreas/pulmonares.

Ecocardiografia

Alguns estudos avaliando a relação entre função cardíaca e eventos pós-operatórios relacionam baixa fração de ejeção (FE) sistólica com complicações neste contexto, especialmente descompensação de insuficiência cardíaca. O risco de desfecho negativo é proporcional ao grau de disfunção sistólica, com importante prevalência nos pacientes cuja FE é menor que 35%, como salientado em estudo coorte que demonstrou elevados índices de complicações cardíacas perioperatórias com FE < 30%.

A detecção de baixa FE tem especificidade alta em relação a desfechos cardiovasculares. Contudo, além de baixa sensibilidade, notou-se que não houve significativo acréscimo de especificidade em relação aos fatores de risco clínicos, como mostrou estudo publicado no Jornal Americano de Cardiologia, com 570 pacientes sob avaliação perioperatória submetidos ao ecocardiograma transtorácico (ECO TT).

Há que se ressaltar que a detecção prévia à cirurgia de baixa FE (< 35%), auxilia no manejo anestésico intraoperatório.

Além do que foi exposto, apesar de não dever ser realizado de rotina, o ecocardiograma em repouso é fundamental na suspeita de doenças valvares, avaliação de áreas isquêmicas, insuficiência cardíaca com FE reduzida grave (FE < 35%) e insuficiência de ventrículo direito, devendo ser considerado em casos específicos, especialmente em pacientes que serão submetidos a cirurgias de alto risco.

Pacientes cujo exame físico apresenta ausculta de sopro e sintomatologia compatível com disfunção valvar, faz-se necessário à avaliação ecocardiográfica, porém devendo sempre levar em consideração o risco/benefício entre tempo para realização de exame e urgência da cirurgia proposta. Nas cirurgias tempo-sensíveis, tentar o estudo com ecocardiograma transtorácico em tempo hábil para não postergar o procedimento cirúrgico.

Um estudo de metanálise, publicado em 2021, revisou 194 artigos (incluindo estudos randomizados controlados e *guidelines*) sobre como as medidas de pré-habilitação, como manejo nutricional e preparo respiratório, por exemplo, no período perioperatório são capazes de reduzir tempo de internação, custos e demais complicações perioperatórias.

Por meio dessa avaliação geral, conhecendo o paciente em seu contexto biológico e psicossocial, com olhar amplo e integral, é possível estratificar riscos e definir estratégias para minimizar possíveis complicações perioperatórias, além de reduzir a necessidade e tempo de internação e custos. Detalhes sobre diversos aparelhos e ou procedimentos específicos serão revistos nos capítulos deste livro.

Não serão detalhadas neste manual revisão e evidências sobre testes provocativos não invasivos para isquemia ou estratificação invasiva previamente às cirurgias não cardíacas, haja vista não haver recomendações de revascularização apenas para redução do risco cardiovascular perioperatório, mas conforme diretrizes específicas.

BIBLIOGRAFIA CONSULTADA

Bilimoria KY, Liu Y, Paruch JL, Zhou L, Kmiecik TE, Ko CY, et al. Development and evaluation of the universal ACS NSQIP surgical risk calculator: a decision aid and informed consent tool for patients and surgeons. J Am Coll Surg. 2013;217(5):833-42.e1-3.

Biteker M, Duman D, Tekkeşin AI. Predictive value of preoperative electrocardiography for perioperative cardiovascular outcomes in patients undergoing noncardiac, nonvascular surgery. Clin Cardiol. 2012;35(8):494-9.

Canet J, Gallart L, Gomar C, Paluzie G, Valle`s J, Castillo J, et al. Prediction of postoperative pulmonary complications in a population-based surgical cohort. Anesthesiology. 2010;113:1338-50.

Cohn SL, Macpherson DS. Overview of the principles of medical consultation and perioperative medicine. 2014. [2022 Out. 15]. Disponível em: <//www.uptodate.com/>.

ESC/ESA Guidelines on non-cardiac surgery: cardiovascular assessment and management. European Heart Journal. 2022.

Fleisher et al. ACC/AHA Perioperative clinical practice guideline. JACC. 2014:e77-137.

Gualandro DM, Yu PC, Calderaro D, Marques AC, Pinho C, Caramelli B, et al. III Diretriz de avaliação perioperatória da Sociedade Brasileira de Cardiologia. Arq. Bras Cardiol. 2017;109(1)1-104.

Halm EA, Browner WS, Tubau JF, Tateo IM, Mangano DT. Echocardiography for assessing cardiac risk in patients having noncardiac surgery. Study of Peri-operative Ischemia Research Group. Ann Intern Med. 1996;125:433-41.

Healy KO, Waksmonski CA, Altman RK, et al. Perioperative outcome and long-term mortality for heart failure patients undergoing intermediate – and high-risk noncardiac surgery: impact of left ventricular ejection fraction. Congest Heart Fail. 2010;16:45-9.

Kazmers A, Cerqueira MD, Zierler RE. Perioperative and late outcome in patients with left ventricular ejection fraction of 35% or less who require major vascular surgery. J Vasc Surg. 1988;8:307-15.

Leeds IL, Canner JK, Gani F, et al. Increased healthcare utilization for medical comorbidities prior to surgery improves postoperative outcomes. Ann Surg. 2020;271:114.

Liu LL, Dzankic S, Leung JM. Preoperative electrocardiogram abnormalities do not predict postoperative cardiac complications in geriatric surgical patients. J Am Geriatr Soc. 2002;50(7):1186-91.

Morris CK, Ueshima K, KawaguchiT, Hideg A, Froelicher VF. The prognostic value of exercise capacity: a review of the literature. Am Heart J. 1991;22(5):1423-31.

Noordzij PG, Boersma E, Bax JJ, Feringa HH, Schreiner F, Schouten O, et al. Prognostic value of routine preoperative electrocardiography in patients undergoing noncardiac surgery. Am J Cardiol. 2006;97(7):1103-6Payne CJ, Payne AR, Gibson SC, Jardine AG, Berry C, Kingsmore DB. Is there still a role for preoperative 12-lead electrocardiography? World J Surg. 2011;35(12):2611-6.

Perry R, Herbert G, Atkinson C, England C, Northstone K, Baos S, et al. Pre-admission interventions (prehabilitation) to improve outcome after major elective surgery: a systematic review and meta-analysis. BMJ Open. 2021;30;11(9):e050806.

Rohde LE, Polanczyk CA, Goldman L, et al. Usefulness of transthoracic echocardiography as a tool for risk stratification of patients undergoing major noncardiac surgery. Am J Cardiol. 2001;87:505-9.

Smetana GW. Preoperative medical evaluation on the healthy patient. 2015. [2022 Out. 15]. Disponível em: <//www.uptodate.com/>.

Smilowitz NR, Berger JS. Perioperative cardiovascular risk assessment and management for noncardiac surgery: a review. JAMA. 2020;324(3):279-90.

Van Klei WA, Bryson GL, Yang H, Kalkman CJ, Wells GA, Beattie WS. The value of routine preoperative electrocardiography in predicting myocardial infarction after noncardiac surgery. Ann Surg. 2007;246(2):165-70.

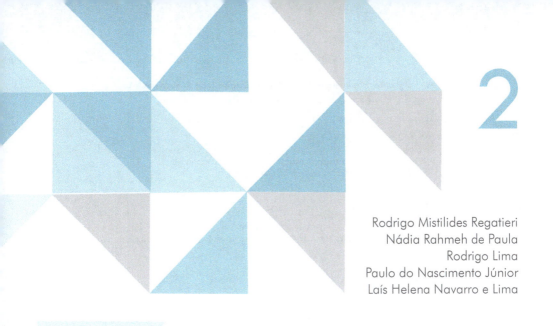

Rodrigo Mistilides Regatieri
Nádia Rahmeh de Paula
Rodrigo Lima
Paulo do Nascimento Júnior
Laís Helena Navarro e Lima

AVALIAÇÃO COM EXAMES COMPLEMENTARES

Evidências e recomendações sobre a solicitação perioperatória de radiografia de tórax, eletrocardiograma de doze derivações e ecocardiograma foram discutidas nos capítulos I e II deste livro e, juntamente às demais recomendações de exames laboratoriais, serão apresentadas esquematicamente a seguir.

Entende-se que a realização rotineira de exames laboratoriais desvinculada da avaliação clínica do paciente, das suas comorbidades e dos fatores clínicos de risco cardiovascular, bem como do procedimento cirúrgico proposto, não está associada a predição ou redução de complicações perioperatórias, sendo consenso o uso racional de avaliação laboratorial complementar.

Ainda, é direito do paciente e, cada vez mais discutido e recomendado, sua participação nas considerações sobre a propedêutica a qual será submetido.

Citamos, a seguir, as principais recomendações para solicitação de exames complementares em pré-operatório.

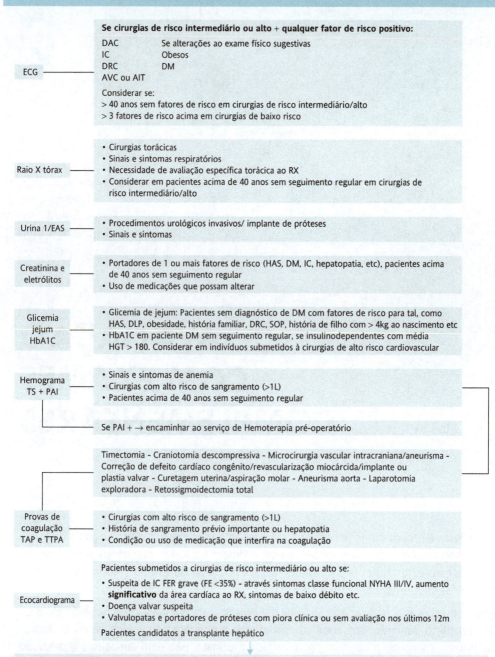

Figura 2.1 | Indicações de avaliação complementar laboratorial ou por imagem no pré operatório.

Fonte: Desenvolvido pela autoria.

BIBLIOGRAFIA CONSULTADA

American Society of Anesthesiologists Task Force on Preanesthesia Evaluation. Practice advisory for preanesthesia

evaluation: a report by the American Society of Anesthesiologists Task Force on Preanesthesia Evaluation. Anesthesiology. 2002;96(2):485-96.

Cohn S L, Macpherson DS. Overview of the principles of medical consultation and perioperative medicine. 2014. [2022 Out. 17]. Disponível em: <//www.uptodate.com/>.

ESC/ESA Guidelines on non-cardiac surgery: cardiovascular assessment and management. European Heart Journal. 2014;35:2383-2431.

Gualandro DM, Yu PC, Calderaro D, Marques AC, Pinho C, Caramelli B, et al. III Diretriz de Avaliação Perioperatória da Sociedade Brasileira de Cardiologia. Arq. Bras Cardiol. 2017;109(1):1-104.

Health Nlf, Care E. NICE Guideline: routine preoperative tests for elective surgery. United Kingdom; 2016.

O'Neill F, Carter E, Pink N, Smith I. Routine preoperative tests for elective surgery: summary of updated NICE guidance. BMJ. 2016;354:i3292.

Smetana GW. Preoperative medical evaluation on the healthy patient. 2015. [2022 Out. 17]. Disponível em: <//www.uptodate.com/>.

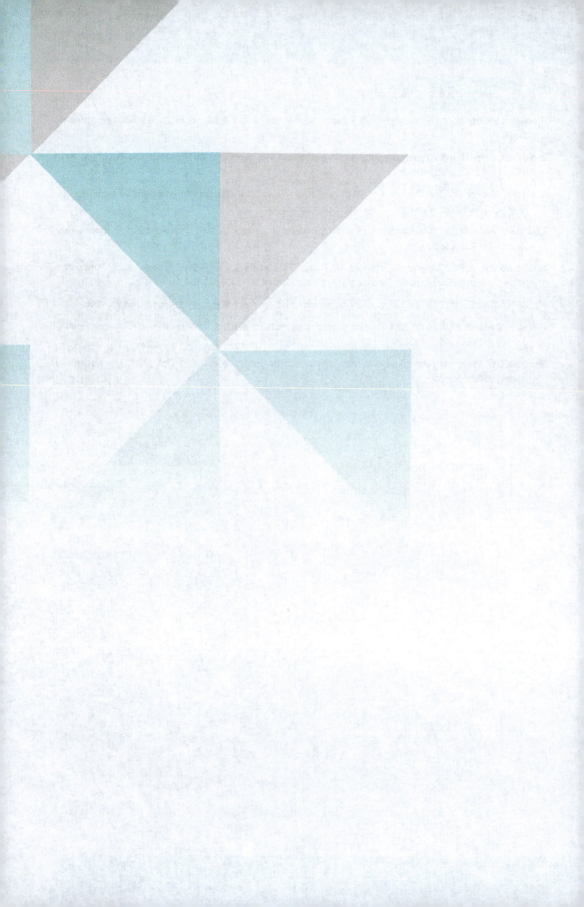

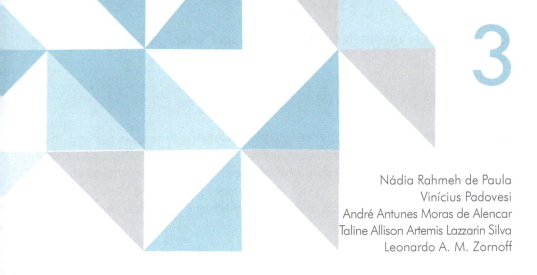

Nádia Rahmeh de Paula
Vinícius Padovesi
André Antunes Moras de Alencar
Taline Allison Artemis Lazzarin Silva
Leonardo A. M. Zornoff

AVALIAÇÃO CARDIOVASCULAR

As condições cardiovasculares são importantes causas de adiamento ou contraindicação do ato operatório. Considerando a frequência e gravidade das complicações relacionadas a esse sistema, iniciaremos a avaliação de riscos perioperatórios por esse tópico, com o passo a passo de recomendações para facilitar este processo.

Primeiro passo

Avaliar se a cirurgia proposta é de emergência, ou seja, procedimento com ameaça a vida ou órgão, devendo a cirurgia ser realizada em, no máximo, 6 horas. Neste caso, mínima ou nenhuma avaliação adicional deverá ser feita devendo encaminhar o paciente para cirurgia. No procedimento caracterizado como urgência (conforme definição prévia: idealmente realizada em, no máximo, 24 horas) é possível realizar uma avaliação que embase o estabelecimento de estratégias para redução de desfechos desfavoráveis, desde que o faça sem que haja qualquer atraso. Por exemplo: a avaliação com Ecografia *Point of Care* capaz de demonstrar prejuízo de função sistólica, sinais de hipertensão pulmonar grave, entre outros.

Segundo passo

Avaliar condições de instabilidade cardiovascular. Neste momento, por meio de anamnese e exame físico criteriosos, deve-se identificar a presença de sinais de insuficiência coronariana aguda nos últimos 30 dias, insuficiência cardíaca descompensada ou de início recente, arritmias significativas, doença valvar grave ou sintomática. Caso sejam reconhecidas quaisquer dessas situações, o procedimento deverá ser adiado para avaliação e conduta adequadas.

Terceiro passo

Identificar condições de piora do prognóstico perioperatório. Por meio de anamnese, exame físico e, se necessário, exames complementares, buscar por: diabetes *mellitus* com valores de HbA1C > 9 ou média de aferições de glicemia capilar > 180; doença da tireoide com sinais e sintomas de descompensação; comorbidades francamente descompensadas (p. ex., DPOC); perda > 10% do peso nos últimos 6 meses OU > 5% do peso nos últimos 3 meses OU IMC < 18,5 OU albumina < 3mg/dL. Na presença de qualquer dessas condições, sugere-se que o procedimento seja postergado sempre que possível (atentar para cirurgias "tempo-sensíveis") e o paciente encaminhado para adequado manejo e compensação clínica antes de submetido à cirurgia proposta, conforme exemplificado no fluxograma a seguir.

Quarto passo

Quando os passos até aqui não identificaram nenhuma condição a ser corrigida, passa-se para avaliação do risco cardiovascular inerente à cirurgia proposta, que é específica para cada tipo de procedimento, classificando-os em baixo (< 1%), intermediário (1% a 5%) ou alto risco (> 5%) conforme detalhado no Capítulo 1.

Quinto passo

Avaliação quanto à capacidade funcional. Investiga-se, durante anamnese com paciente (familiar ou médico assistente) a capacidade funcional em *Metabolic Equivalents* (METs). Se o paciente possui boa capacidade funcional, ou seja, > 4 METs (paciente é capaz de subir dois lances de escada sem dificuldades), não necessitará avaliação adicional e deverá ser encaminhado para realização do procedimento cirúrgico. Na presença de capacidade funcional ≤ 4 METs, ou ainda se esta não puder ser avaliada (p. ex., em caso de membros amputados e pacientes restritos ao leito por qualquer motivo), seguimos ao próximo passo.

Sexto passo

Avaliação quanto aos principais fatores clínicos de risco cardiovascular, de acordo com Índice de Risco Cardíaco Revisado de Lee: diabetes *mellitus* insulinodependente, insuficiência cardíaca, doença arterial coronariana (DAC), doença renal crônica (*Clearance* de Creatinina < 60 mL/min/m^2 ou Cr > 2 mg/dL), doença cerebrovascular (história de AIT ou AVC prévio). Na ausência desses fatores e nos pacientes de baixo risco (Classe I e II, vide fluxograma a seguir), encaminhar para o procedimento proposto sem necessidade de avaliação adicional. Aqueles classificados como risco intermediário e alto deverão ser avaliados individualmente e ponderada a realização de estudo complementar conforme a patologia de base, por exemplo ecocardiograma, cintilografia miocárdica ou cateterismo cardíaco. Salienta-se, ainda, que a realização desses exames deve ser discutida para efetuá-los especialmente nos casos em que seu resultado modifique definitivamente a conduta final e haja indicação de investigação, independentemente do período perioperatório.

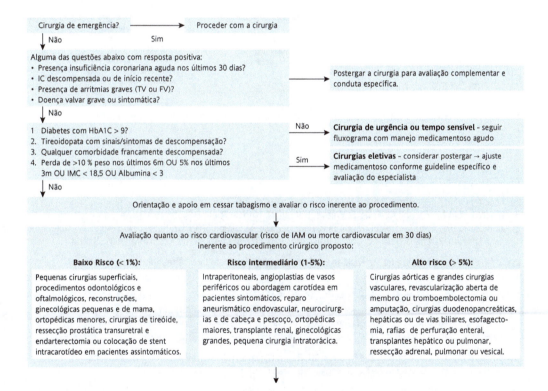

Figura 3.1 | Fluxograma para avaliação de risco global e cardiovascular (*Continua*)

Fonte: Desenvolvido pela autoria.

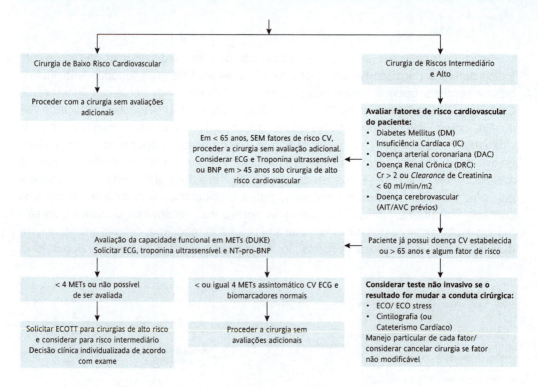

Figura 3.1 | Fluxograma para avaliação de risco global e cardiovascular (*Continuação*)
Fonte: Desenvolvido pela autoria.

BIBLIOGRAFIA CONSULTADA

Beattie WS, Lalu M, Bocock M, Feng S, Wijeysundera DN, Nagele P, et al. Systematic review and consensus definitions for the Standardized Endpoints in Perioperative Medicine (StEP) initiative: cardiovascular outcomes. Br J Anaesth. 2021;126(1):56-66. doi: 10.1016/j.bja.2020.09.023. Epub 2020 Oct 20. PMID: 33092804

Byrne M, Singleton M, Kalagara H, Haskins SC. Perioperative Point-of-Care Ultrasound. Adv Anesth. 2021;39:189-213. doi: 10.1016/j.aan.2021.07.011. PMID: 34715975.

Fleisher LA, Fleischmann KE, Auerbach AD, Barnason SA, Beckman JA, Bozkurt B, et al. 2014 ACC/AHA guideline on perioperative cardiovascular evaluation and management of patients undergoing noncardiac surgery: a report of the American College of Cardiology/American Heart Association Task Force on practice guidelines. J Am Coll Cardiol. 2014;64(22):e77-137. doi: 10.1016/j.jacc.2014.07.944. Epub 2014 Aug 1. PMID: 25091544.

Gualandro DM, Yu PC, Calderaro D, Marques AC, Pinho C, Caramelli B, et al. III Diretriz de Avaliação Perioperatória da Sociedade Brasileira de Cardiologia. Arq. Bras Cardiol. 2017;109(1):1-104.

Kristensen SD, Knuuti J, Saraste A, Anker S, Bøtker HE, Hert SD, et al. 2014 ESC/ESA Guidelines on non-cardiac surgery: cardiovascular assessment and management: The joint task force on non-cardiac surgery: cardiovascular assessment and management of the European Society of Cardiology (ESC) and the European Society of Anaesthesiology (ESA). Eur Heart J. 2014;35(35):2383-431. doi: 10.1093/eurheartj/ehu282. Epub 2014 Aug 1. PMID: 25086026.

Smilowitz NR, Berger JS. Perioperative cardiovascular risk assessment and management for noncardiac surgery: a review. JAMA. 2020;324(3):279-90. doi: 10.1001/jama.2020.7840. PMID: 32692391.

Filipe Welson Leal Pereira
Vinícius Padovesi
Taline Allison Artemis Lazzarin Silva
Paula Schmidt Azevedo Gaiolla
Marina Politi Okoshi

MANEJO DE COMORBIDADES CARDIOVASCULARES E METABÓLICAS NO PERIOPERATÓRIO

Hipertensão arterial

A hipertensão arterial sistêmica (HAS) é uma comorbidade frequente na população em geral e seu descontrole aumenta a mortalidade perioperatória. Assim, recomenda-se que pacientes com pressão arterial sistólica (PAS) maior ou igual a 180 mmHg ou pressão arterial diastólica (PAD) maior ou igual a 110 mmHg devam ter procedimento postergado para controle pressórico, ponderando se os benefícios de atrasar a cirurgia para otimização terapêutica da hipertensão sobrepõem os riscos do seu adiamento, fator este que depende especialmente do caráter cirúrgico (eletivo, urgência ou emergência). Outros capítulos deste livro trazem recomendações específicas sobre as medicações mais usadas no contexto de HAS e seu manejo como estratégia para redução do risco perioperatório.

Insuficiência cardíaca

A insuficiência cardíaca (IC) é um importante preditor de risco, relacionado com aumento da mortalidade e re-hospitalização perioperatória. Candidatos a procedimentos eletivos com IC descompensada devem ter cirurgia eletiva postergada até a compensação clínica. Ainda no contexto do procedimento eletivo, pacientes com IC de início recente devem ter sua cirurgia postergada em pelo menos 3 meses para otimização terapêutica. Uma vez compensada tal comorbidade, o procedimento pode ser realizado em vigência da terapia de IC, inclusive no dia do procedimento e, se necessária a suspensão, deve-se reintroduzi-la precocemente, com reavaliação cuidadosa do estado hemodinâmico do paciente.

A disfunção ventricular com fração de ejeção (FE) menor que 30% é considerada preditor independente de mortalidade, podendo-se utilizar o ecocardiograma para sua avaliação. Porém, como a disfunção quando assintomática não está bem estabelecida como fator de risco cardiovascular, esse exame não deve ser realizado de rotina na avaliação perioperatória. Marcadores bioquímicos relacionados à função ventricular, como os peptídeos natriuréticos, também se relacionam com pior prognóstico e podem ser utilizados em pacientes com IC conhecida ou suspeita que serão submetidos a cirurgias de risco cardiovascular intermediário ou alto. Todavia, apesar do arsenal complementar, avaliação clínica e a capacidade funcional são os dados mais relevantes na avaliação perioperatória desses pacientes.

Hipertensão pulmonar

O risco de complicações perioperatórias é substancialmente aumentado em portadores de hipertensão pulmonar (HP). Diversos fatores perioperatórios promovem alterações que podem deteriorar a função ventricular direita, contribuindo para elevada mortalidade cirúrgica desses pacientes, como, por exemplo, a taquicardia, hipotensão, hipoxemia, hipercapnia, entre outras.

Algumas recomendações terapêuticas diferem de acordo com a etiologia da HP, porém, de forma geral, a terapia para HP deve ser mantida no perioperatório. Pacientes com tromboembolismo pulmonar crônico devem manter a anticoagulação plena, transicionando a terapia oral para parenteral, assim como aqueles com HP primária devem, se possível, manter uso de vasodilatadores pulmonares. Para o ato cirúrgico, alguns cuidados específicos devem ser adotados para esta população, como a preferência por anestesia regional devido à melhor tolerância em relação a geral. A vigilância hemodinâmica deve ser preconizada por meio de euvolemia e normotensão, ainda que haja necessidade do uso de diureticoterapia, suporte vasopressor e/ou inotrópico, ultrafiltração ou hemodiálise. O uso de estratégias de ventilação protetora é recomendado no intraoperatório, para evitar comprometimento hemodinâmico de pré e pós carga.

Idealmente, a assistência perioperatória desses pacientes deve ser realizada em centros especializados. Ainda assim, a mortalidade dos pacientes com HP é significativamente maior quando comparada àqueles sem a doença. Dados clínicos e exames complementares, como a avaliação de função pulmonar, eletrocardiograma, radiografia e ecocardiograma, devem ser realizados para otimização do tratamento e planejamento perioperatório.

Valvopatias

Portadores de doenças valvares cardíacas apresentam risco aumentado de complicações cardiovasculares perioperatórias. Esse risco varia de acordo com o tipo e a severidade da lesão valvar, bem como o tipo de cirurgia realizada. A avaliação ecocardiográfica deve ser realizada em pacientes com doença valvar suspeita ou conhecida (principalmente se última avaliação ecocardiográfica há mais de 1 ano), com o objetivo de caracterizar a valvopatia, suas repercussões e proposta terapêutica, uma vez que a terapia perioperatória depende, além do quadro clínico, da valva acometida e grau da lesão. Valvopatias estenóticas usualmente são menos toleradas do que as lesões regurgitantes. Aqueles com indicação de intervenção valvar devem ser submetidos ao tratamento cardíaco antes da cirurgia proposta.

Referente à prótese valvar, sua presença não traz risco adicional à realização de qualquer cirurgia não cardíaca, desde que não haja disfunção valvar ou ventricular. Por outro lado, a presença de sinais e sintomas clínicos de possível disfunção protética valvar deve motivar o adiamento do ato cirúrgico para avaliação especializada. Pacientes com próteses mecânicas devem interromper a anticoagulação oral e realizar ponte com heparina (geralmente de baixo peso molecular) no período perioperatório, conforme orientado em outro capítulo deste livro.

Arritmias cardíacas

As arritmias podem ocorrer em pacientes com ou sem cardiopatia estrutural. Na ausência de doença cardíaca subjacente, geralmente não agregam risco extra de complicações perioperatórias.

Não há uma abordagem específica para o manejo dos distúrbios de ritmo no período perioperatório que apresenta diferenças em relação à terapia usual, seja ela ambulatorial ou de emergência. Assim sendo, diante de uma arritmia, deve-se inicialmente caracterizá-la ao eletrocardiograma, avaliar suas repercussões, estabilizando o paciente, se necessário, e identificar desencadeantes reversíveis para controle o evento, como, por exemplo, distúrbios eletrolíticos, hipoxemia e uso de drogas pró-arrítmicas.

Referente às taquiarritmias, a fibrilação atrial é a manifestação mais comum. Pacientes com antecedente conhecido desta arritmia e clinicamente estáveis não requerem mudança no manejo ou avaliação especial, além do ajuste da anticoagulação quando indicado.

As bradiarritmias ocorrem em menor frequência e, quando presentes, o reconhecimento do desencadeante associado à terapia medicamentosa geralmente é suficiente para seu controle, sendo rara a necessidade de estimulação cardíaca por marca-passo (MP). As indicações para MP podem ser eletivas (bloqueios avançados) ou emergenciais.

As principais indicações no cenário da emergência ocorrem devido a bloqueios associados à síncope em repouso, comprometimento hemodinâmico ou taquicardia ventricular em resposta à bradicardia. Destaca-se que tais recomendações são baseadas em experiência clínica e, portanto, devem ser cuidadosamente ponderadas e individualizadas.

Cardio-oncologia perioperatória

Pacientes com neoplasia constituem um grupo à parte para o exame perioperatório. Além das avaliações tradicionais, deve-se destacar a importância da observação de aspectos relacionados à fragilidade, funcionalidade e ao estado nutricional.

Os efeitos colaterais dos medicamentos antineoplásicos também devem ser lembrados, em particular devido à sua cardiotoxicidade. Os pacientes devem ser questionados quanto aos tratamentos prévios e atuais para avaliação do risco. Medicações como paclitaxel e sorafenibe podem estar relacionados ao prolongamento do intervalo QT, arritmias, isquemia e cardiomiopatia. Outras medicações, como doxorrubicina, daunorrubicina e trastuzumabe também estão associados à cardiomiopatia.

Deve-se destacar, ainda, que os agentes antineoplásicos e a radioterapia possuem, em sua maioria, efeitos sistêmicos, podendo levar a alterações nos sistemas respiratório, gastrointestinal, renal, hematológico e endócrino. Por isso, a avaliação destes pacientes deve ser feita de modo cauteloso e global.

Doenças tireoidianas

Pacientes assintomáticos não devem ser submetidos à triagem de rotina para doenças tireoidianas. Da mesma forma, pacientes com medidas de função tireoidiana recentes (3 a 6 meses) não devem ser submetidos à nova avaliação, se bem controladas. As terapias medicamentosas tanto para hipotireoidismo, quanto para hipertireoidismo devem ser mantidas no perioperatório.

Pacientes portadores de hipotireoidismo, em geral, não devem ter sua cirurgia atrasada devido à sua comorbidade, mesmo diante de descompensações leves a moderadas. Porém, ante a sintomas graves, coma mixedematoso ou valores significativamente baixos de T4 livre (< 0,5 ng/mL), o paciente deverá ser tratado antes da realização do procedimento eletivo. Em caso de cirurgias de urgência e emergência, devem-se fornecer doses maiores de levotiroxina para correção do distúrbio. Atenção especial àqueles submetidos à cirurgia de revascularização cardíaca, devido ao risco de piora da isquemia cardíaca, pelas altas doses de levotiroxina, devendo a conduta ser individualizada nestes casos.

Pacientes com hipertireoidismo subclínico não devem ter sua cirurgia atrasada. Em contrapartida, o procedimento eletivo deverá ser postergado na vigência de sintomas ou de hipertireoidismo clínico até a correção do distúrbio. Nas situações de cirurgia de urgência e emergência, estratégia medicamentosa com a combinação de drogas antitireoidianas, betabloqueadores e corticoides deve ser utilizada.

Obesidade

O aumento da prevalência da obesidade eleva proporcionalmente o número desses pacientes que são submetidos às cirurgias não cardíacas e não bariátricas. De modo geral, pacientes com sobrepeso e obesidade grau 1 não possuem maior risco para estas cirurgias. Por outro lado, a obesidade grau 2 e 3 constitui fator de risco independente para complicações no pós-operatório, principalmente pulmonares. Além disso, mesmo portadores de obesidade de menor gravidade apresentam risco maior de já possuírem comorbidades e atenção especial deve ser dada à avaliação de síndrome de apneia do sono para estes pacientes. Escores de risco, como *Obesity Surgery Mortality Risk Score* (OS-MRS) e o STOP-BANG, podem ser usados nessa população específica, além dos escores tradicionais de avaliação de risco. Há evidências que descrevem a realização de polissonografia pré-operatória como útil para a predição de complicações pós-operatórias nesta população.

BIBLIOGRAFIA CONSULTADA

Andrabi T, French KE, Qazilbash MH. New cancer therapies: implications for the perioperative period. Curr Anesthesiol Rep. 2018;8(4):362-7.

Arguis MJ, Navarro R, Regueiro A, Arbelo E, Sierra P, Sabaté S, et al. Manejo perioperatorio de la fibrilación auricular. Rev Esp Anestesiol Reanim. 2014;61(5):262-71.

Bazurro S, Ball L, Pelosi P. Perioperative management of obese patient. Curr Opin Crit Care. 2018;24(6):560-7.

Bierle DM, Raslau D, Regan DW, Sundsted KK, Mauck KF. Preoperative Evaluation Before Noncardiac Surgery. Mayo Clin Proc. 2020;95(4):807-22.

Dix P, Howell S. Survey of cancellation rate of hypertensive patients undergoing anaesthesia and elective surgery. Br J Anaesth. 2001;86(6):789-93.

Fleisher LA, Fleischmann KE, Auerbach AD, Barnason SA, Beckman JA, Bozkurt B, et al. 2014 ACC/AHA guideline on perioperative cardiovascular evaluation and management of patients undergoing noncardiac surgery: executive summary: a report of the American College of Cardiology/American Heart Association Task Force on Practice Guidelines. Circulation. 2014;130(24):2215-45.

Gualandro D, Yu P, Caramelli B, Marques A, Calderaro D, Fornari L, et al. 3rd guideline for perioperative cardiovascular evaluation of the Brazilian Society Of Cardiology. Arq Bras Cardiol. 2017;109(3):1-104.

Hajjar LA, Costa IBSS, Lopes MACQ, Hoff PMG, Diz MDPE, Fonseca SMR, et al. Diretriz Brasileira de Cardio-oncologia – 2020. Arq Bras Cardiol. 2020;115(5):1006-43.

Hammill BG, Curtis LH, Bennett-Guerrero E, O'Connor CM, Jollis JG, Schulman KA, et al. Impact of heart failure on patients undergoing major noncardiac surgery. Anesthesiology. 2008;108(4):559-67.

Healy KO, Waksmonski CA, Altman RK, Stetson PD, Reyentovich A, Maurer MS. Perioperative outcome and long-term mortality for heart failure patients undergoing intermediate- and high-risk noncardiac surgery: impact of left ventricular ejection fraction. Congest Heart Fail.2010;16(2):45-9.

Himes CP, Ganesh R, Wight EC, Simha V, Liebow M. Perioperative evaluation and management of endocrine disorders. Mayo Clin Proc. 2020;95(12):2760-74.

Huitink JM, Teoh WHL. Current cancer therapies – a guide for perioperative physicians. Best Pract Res Clin Anaesthesiol. 2013;27(4):481-92.

Kristensen SD, Knuuti J. New ESC/ESA guidelines on non-cardiac surgery: cardiovascular assessment and management. Eur Heart J. 2014;35(35):2344-5.

Meyer S, McLaughlin VV, Seyfarth HJ, Bull TM, Vizza CD, Gomberg-Maitland M, et al. Outcomes of noncardiac, nonobstetric surgery in patients with PAH: an international prospective survey. Eur Respir J. 2013;41(6):1302-7.

Palace MR. Perioperative management of thyroid dysfunction. Health Serv Insights. 2017;10:117863291668967.

Price LC, Martinez G, Brame A, Pickworth T, Samaranayake C, Alexander D, et al. Perioperative management of patients with pulmonary hypertension undergoing non-cardiothoracic, non-obstetric surgery: a systematic review and expert consensus statement. Br J Anaesth. 2021;126(4):774-90.

Sahai SK. Perioperative assessment of the cancer patient. Best Pract Res Clin Anaesthesiol. 2013;27(4):465-80.

"Sigrun Halvorsen and others, 2022 ESC Guidelines on cardiovascular assessment and management of patients undergoing non-cardiac surgery: Developed by the task force for cardiovascular assessment and management of patients undergoing non-cardiac surgery of the European Society of Cardiology (ESC) Endorsed by the European Society of Anaesthesiology and Intensive Care (ESAIC), European Heart Journal, v. 43(39)2022:3826–3924. doi.org/10.1093/eurheartj/ehac270"

Smith NA, Martin G, Marginson B. Preoperative assessment and prehabilitation in patients with obesity undergoing non-bariatric surgery: A systematic review. J Clin Anesth. 2022;78:110676.

Wood C, Balciunas M, Lordan J, Mellor A. Perioperative management of pulmonary hypertension. A Review. J Crit Care Med. 2021;7(2):83-96.

5

Rubens Fornasari Neto
Nádia Rahmeh de Paula
Diego A. Rios Queiróz
Katashi Okoshi
Leonardo A. M. Zornoff

PROFILAXIA PARA ENDOCARDITE INFECCIOSA NO PERIOPERATÓRIO

Introdução

Apesar dos avanços na antibioticoterapia, a endocardite infecciosa (EI) continua sendo uma doença com elevada morbidade e mortalidade. Vem ocorrendo uma mudança no perfil epidemiológico, sendo mais incidente em indivíduos com próteses valvares, dialíticos, portadores de dispositivos invasivos – como cateteres venosos -, imunossuprimidos e usuários de drogas intravenosas. Atualmente, a doença apresenta uma incidência estimada de 3 a 10 casos em 100 mil pessoas, e cerca de 25% a 30% dos casos estão relacionados com cuidados de saúde. Embora tenha melhorado o suporte à doença, ainda é alta a mortalidade média de 30% a 40% em um ano.

O desenvolvimento da endocardite infecciosa se inicia com a lesão endotelial, seguida de agregação plaquetária e formação de um trombo não bacteriano (endocardite trombótica). Na presença de bacteremia, a depender da virulência do germe, este adere ao endotélio lesado e trombótico, dando origem ao foco infeccioso.

Antibioticoprofilaxia

O racional para utilizar antibiótico como profilaxia de EI está em reduzir a carga de bacteremia gerada por alguns procedimentos em pacientes com lesão presumida do endocárdio. Embora amplamente utilizada, algumas décadas atrás, nota-se cada vez mais restrita a indicação de antibioticoprofilaxia para EI.

Uma das observações que influenciou essa mudança de paradigma foi a constatação de que pela frequência relativa ocorrem mais bacteremias, por exemplo, durante uso cotidiano de fio dental do que a realização pontual de procedimentos dentários. Além disso, com base na falta de evidência de que o uso amplo de antibioticoprofilaxia fosse eficaz e considerando seus riscos potenciais se usados em larga escala (custo-benefício, anafilaxia, resistência), surgiram os movimentos de restrição a grupos específicos de pacientes e procedimentos, como nas diretrizes americana de 2007 e europeia de 2009, ambas atualizadas mais recentemente.

As diretrizes britânicas do NICE 2008 chegaram ao polo extremo de não recomendar a antibioticoprofilaxia em situação alguma. Especificamente em relação ao cenário britânico, estudo observacional recente sinalizou cautela para uma tendência a aumento da incidência de EI (pequeno, porém estatisticamente significativo) a partir de 2008, que acompanha a redução drástica de prescrição de antibioticoprofilaxia na Inglaterra.

No Brasil, observamos, ainda, uma posição um pouco menos restritiva quanto à indicação de antibioticoprofilaxia para EI, seguindo a tendência de otimizar a prescrição para grupos de maior risco, sem deixar de considerar as condições ruins da saúde bucal da população brasileira em geral, prevalência de doença cardíaca reumática e potencial consequência sobre morbimortalidade da EI, principalmente em locais sem suporte adequado para tratamento dos casos mais graves. Dessa forma, provavelmente essa perspectiva é a que mais se adequa ao nosso cenário.

A antibioticoprofilaxia para EI deve levar em consideração aspectos relacionados ao risco do paciente de apresentar EI, intensidade potencial da bacteremia e local do procedimento. Deve ser realizada idealmente 30 a 60 minutos antes do procedimento.

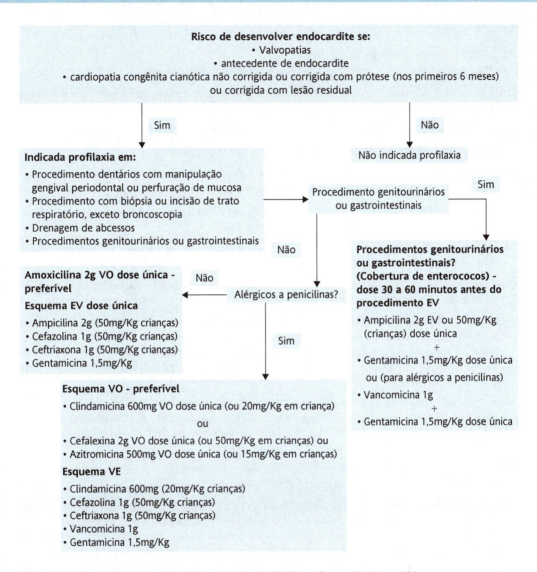

Figura 5.1 | Fluxograma para decisão e manejo da Endocardite no Perioperatório.

Fonte: Desenvolvida pela autoria.

BIBLIOGRAFIA CONSULTADA

Cahill TJ, Baddour LM, Habib G, et al. Challenges in infective endocarditis. J Am Coll Cardiol. 2017;69(3):325-44.

Cahill TJ, Harrison JL, Jewell P, et al. Antibiotic prophylaxis for infective endocarditis: a systematic review and meta-analysis. Heart. 2017;103:937-944.

Cahill TJ, Prendergast BD. Infective endocarditis. Lancet. 2016;387:882-93.

Chambers HF, Bayer AS. Native-valve infective endocarditis. NEJM. 2020;383:567-76.

Dayer MJ, Jones S, Prendergast B, et al. Incidence of infective endocarditis in England, 2000-13: a secular trend, interrupted time-series analysis. The Lancet. 2015;385:1219-28.

Fernandez-Hidalgo N, Almirante B, Tornos P, et al. Contemporary epidemiology and prognosis of health care-associated infective endocarditis. Clin Infect Dis. 2008;47:1287-97.

Glenny AM, Oliver R, Roberts GJ, Hooper L, Worthington HV. Antibiotics for the prophylaxis of bacterial endocarditis in dentistry. Cochrane Database Syst Rev. 2013;(10):CD003813.

Gualandro DM, Yu PC, Calderaro D, Marques AC, Pinho C, Caramelli B, et al. III diretriz de avaliação perioperatória da Sociedade Brasileira de Cardiologia. Arq. Bras Cardiol. 2017;109(1).

Habib G, et al. Guidelines on the prevention, diagnosis, and treatment of infective endocarditis (new version 2009): the task force on the prevention, diagnosis, and treatment of infective endocarditis of the European Society of Cardiology (ESC). Endorsed by the European Society of Clinical Microbiology and Infectious Diseases (ESCMID) and the International Society of Chemotherapy (ISC) for Infection and Cancer. Eur Heart J. 2009;30:2369-413.

Habib G, Lancellotti P, Antunes MJ, Bongiorni MG, Casalta JP, Del Zotti F, et al. 2015 ESC Guidelines for the management of infective endocarditis: The Task Force for the Management of Infective Endocarditis of the European Society of Cardiology (ESC). Endorsed by: European Association for Cardio-Thoracic Surgery (EACTS), the European Association of Nuclear Medicine (EANM). Eur Heart J. 2015; 36(44):3075-128.

Hill EE, Herijgers P, Claus P, et al. Infective endocarditis: changing epidemiology and predictors of 6-month mortality: a prospective cohort study. Eur Heart J. 2007;28:196-203.

Nishimura RA, Otto CM, Bonow RO, et al, and the American College of Cardiology/American Heart Association task force on practice guidelines. 2014 AHA/ACC guideline for the management of patients with valvular heart disease: a report of the American College of Cardiology/American Heart Association task force on practice guidelines. J Am Coll Cardiol. 2014;63:e57-185.

Richey R, Wray D, Stokes T, et al. Guideline development group. Prophylaxis against infective endocarditis: summary of NICE guidance. BMJ. 2008;336:770-1.

Seymour RA, Lowry R, Whitworth JM, Martin MV. Infective endocarditis, dentistry and antibiotic prophylaxis; time for a rethink? Br Dent J. 2000;189(11):610-6.

Thornhill MH, Dayer M, Lockhart PB, et al. A change in the NICE guidelines on antibiotic prophylaxis. Br Dent J. 2016;221:112-4.

Wilson W, et al. Prevention of infective endocarditis: guidelines from the American Heart Association: a guideline from the American Heart Association Rheumatic Fever, Endocarditis, and Kawasaki Disease Committee, Council on Cardiovascular Disease in the Young, and the Council on Clinical Cardiology, Council on Cardiovascular Surgery and Anesthesia, and the Quality of Care and Outcomes Research interdisciplinary Working Group. Circulation. 2007;116:1736-1754.

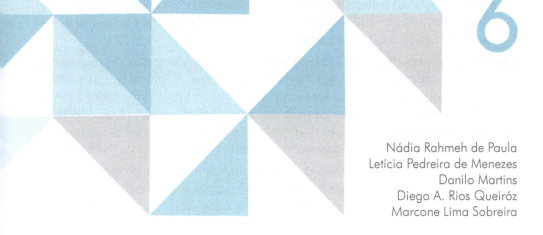

Nádia Rahmeh de Paula
Letícia Pedreira de Menezes
Danilo Martins
Diego A. Rios Queiróz
Marcone Lima Sobreira

ANTIAGREGAÇÃO E ANTICOAGULAÇÃO NO PERIOPERATÓRIO

As terapias antitrombóticas (tanto anticoagulantes como antiagregantes plaquetários) vêm sendo amplamente utilizadas para prevenção de eventos tromboembólicos em situações como fibrilação atrial (FA) e para tratamento de doenças coronarianas isquêmicas. Estima-se que, anualmente, cerca de 10% dos pacientes que utilizam agentes antitrombóticos se submetem a cirurgias e outros procedimentos que demandam a suspensão temporária desta terapia.

Diante deste perfil de pacientes, é necessário ponderar tanto os riscos de sangramento pós-operatório pela manutenção das terapias antitrombóticas, quanto os riscos de eventos tromboembólicos pelos períodos de suspensão dos medicamentos. De um modo geral, pacientes que serão submetidos a um procedimento de baixo risco hemorrágico podem continuar com a terapia antitrombótica de forma segura, principalmente se forem considerados de alto risco tromboembólico. Da mesma forma, pacientes que serão submetidos a procedimentos de alto risco hemorrágico podem seguramente suspender agentes antitrombóticos, caso sejam classificados como baixo risco de eventos tromboembólicos.

O maior desafio se dá nas situações em que pacientes de alto risco tromboembólico apresentam necessidade de procedimentos de alto risco hemorrágico, o que exige uma avaliação criteriosa da equipe médica assistente.

Quando se fala em cirurgias de alto risco hemorrágico, entende-se que são aquelas cujo risco de sangramento grave é maior que 2% em dois dias. Convém lembrar que sangramento grave não engloba somente os sangramentos que levam à morte, mas também qualquer sangramento intracraniano, ou que necessite de reabordagem cirúrgica para controle, ou que leve a uma queda de hemoglobina maior ou igual a 2 g/dL, ou ainda, aquele que leva a uma necessidade de transfusão de duas ou mais unidades de concentrados de hemácias.

Diversos *guidelines* sobre o manejo de terapias antitrombóticas no período perioperatório vêm sendo publicados a fim de facilitar o trabalho das equipes médicas assistentes. Diante de tamanha complexidade que permeia o tema, é possível ainda encontrar algumas divergências entre as diversas recomendações. Por se tratar de um tema extenso e complexo, abordaremos neste capítulo apenas os principais pontos relacionados às terapias anticoagulantes e antiplaquetárias no manejo perioperatório.

Uso de aspirina (AAS)

A literatura mostra não haver diferença estatística significativa entre suspender ou manter o uso de baixas doses de aspirina, no que diz respeito a eventos cardiovasculares e morte em trinta dias. Porém, a descontinuação da medicação aumentou o número de eventos isquêmicos cerebrais e triplica o risco de eventos cardíacos maiores em pacientes com diagnóstico ou suspeita de insuficiência cardíaca. Assim, a decisão de manter ou suspender o uso de aspirina durante perioperatório deve ser individualizada, com tendências atuais da manutenção sempre que possível, sobretudo em pacientes de alto risco de eventos cardiovasculares e em contexto de prevenção secundária. Nos casos de prevenção primária, a recomendação é a descontinuação do medicamento.

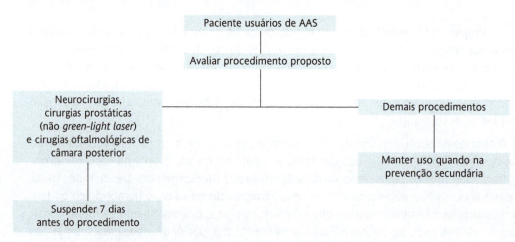

Fluxograma 6.1 | Manejo perioperatório de usuários de aspirina (AAS).

Fonte: Desenvolvido pela autoria.

Uso de dupla antiagregação

Estima-se que 5% a 25% dos pacientes submetidos à revascularização miocárdica percutânea com *stent* coronariano necessitará de cirurgia não cardíaca dentro de 5 anos. O principal fator de risco para trombose de *stent* (sabidamente pior que um novo evento coronariano em outro sítio e muitas vezes fatal) é a descontinuação de dupla antiagregação. O manejo dos pacientes sob dupla antiagregação deve ser individualizado e discutido entre equipe cirúrgica (com melhor visão dos efeitos deletérios de sangramento grave para aqueles sob manutenção da terapia) e clínica (experiência e foco nos malefícios tromboembólicos da descontinuação do uso de antiagregantes plaquetários, como a trombose de *stent*). Há que se considerar ainda a diferença no tempo ideal de manutenção de antiagregação para usuários de *stents* metálicos ou farmacológicos.

As recomendações atuais sugerem que cirurgias eletivas sejam postergadas para o término de terapia com dupla antiagregação por idealmente três meses e, no mínimo, quatro a seis semanas para *stents* metálicos, mantendo a aspirina durante o período perioperatório sempre que possível. No caso dos portadores de *stents* farmacológicos, esse tempo passa a ser de, no mínimo, seis meses e idealmente um ano. Todavia, trabalhos observacionais e estudos randomizados mostram que a dupla antiagregação para usuários de *stents* farmacológicos de segunda e terceira geração pode durar três meses.

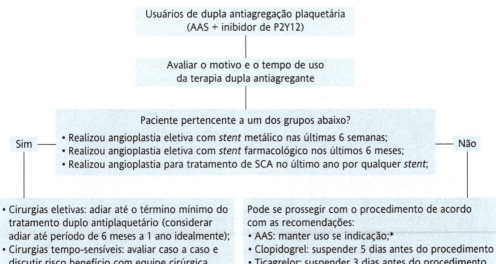

Fluxograma 6.2 | Manejo perioperatório de usuários de dupla antiagregação (DAPT).
Fonte: Desenvolvido pela autoria.

Em pacientes cuja revascularização miocárdica percutânea foi indicada após síndrome coronariana aguda, o tempo de manutenção de dupla antiagregação deverá ser de um ano, independentemente do tipo de *stent* utilizado. E, nos casos em que há a impossibilidade de postergar a cirurgia, o mínimo de um mês (*stents* de metal) e três meses (*stents* farmacológicos de nova geração) deve ser respeitado.

Para os pacientes com grande risco tromboembólico e impossibilidade de postergar a cirurgia, pode-se considerar ponte com inibidores da glicoproteína IIb/IIIa (como Tirofiban). Ainda, na presença de sangramento ameaçador à vida dos pacientes com manutenção da terapia e submetidos à cirurgia, está indicada transfusão de plaquetas.

Uso de anticoagulantes antagonistas da vitamina K (varfarina)

Pacientes em uso de anticoagulação oral (ACO) com varfarina possuem aumento significativo no risco de sangramento perioperatório, podendo o procedimento ser realizado com segurança com valores de INR (*international normalized ratio*) até 1,5.

É importante avaliar qual o risco tromboembólico do paciente usuário de varfarina. Pacientes com risco maior que 10% de apresentar um acidente vascular cerebral (AVC) em um ano ou maior que 10% de apresentar tromboembolismo venoso (TEV) em um mês são considerados de alto risco. A Tabela 6.1 mostra uma lista de pacientes que se enquadram nesta categoria.

Tabela 6.1 | Lista de pacientes considerados de alto risco tromboembólico

Pacientes de alto risco tromboembólico
• Portadores de fibrilação atrial (FA) com escores de risco CHADS2 maior ou igual a 5 ou CHA2DS2VASC maior ou igual a 7
• Portadores de FA com doença valvar reumática
• História de AVCi ou AIT recentes (nos últimos 3 meses)
• Portadores de válvula mecânica mitral
• Portadores de válvula mecânica aórtica antiga
• História de TEV nos últimos 3 meses ou associado a câncer (câncer pancreático, neoplasias mieloproliferativas, glioblastoma multiforme, câncer gástrico)
• História de trombofilia grave (deficiência de proteínas C, S ou antitrombina; presença de anticorpos antifosfolípide) ou múltiplas trombofilias

Fonte: Desenvolvida pela autoria.

Diante do risco de complicações hemorrágicas, a medicação deve ser suspensa para realização de procedimento cirúrgico. Entretanto, para os pacientes de alto risco tromboembólico, é necessário indicar terapia de ponte com heparina não fracionada (HNF) ou doses terapêuticas de heparina de baixo peso molecular (HBPM), a fim de encurtar ao máximo a janela de anticoagulação no período perioperatório e diminuir os riscos de tromboembolização. Caso o paciente seja submetido a cirurgias de urgência e emergência, além da suspensão do medicamento, deve-se administrar vitamina K endovenosa e repor fatores deficientes como plasma fresco congelado ou concentrado de complexo protrombínico, conforme disponibilidade do serviço e necessidade do paciente.

Vale destacar que, para pacientes portadores de fibrilação atrial (FA), ainda se discute qual a indicação precisa realizar terapia de ponte com heparina. Um estudo recente mostrou não haver diferença de eventos tromboembólicos em pacientes com FA submetidos a cirurgias eletivas com terapia de ponte, comparados à terapia placebo. Desta forma, está indicada a terapia de ponte apenas para pacientes portadores de FA com CHADS2 maior que 5 ou CHA2DS2VASc maior que 7.

O Fluxograma 6.3 resume as principais condutas sugeridas para usuários de antagonista de vitamina K. Vale ressaltar que as indicações de terapia de ponte devem ser individualizadas de acordo com cada caso, sempre levando em consideração os riscos de sangramento e as chances de tromboembolização.

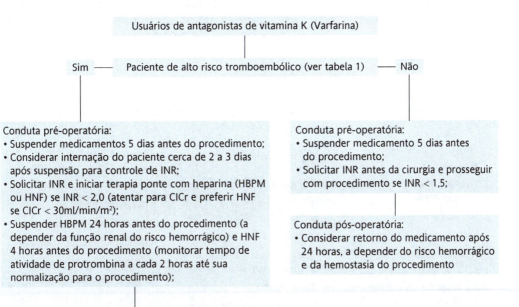

Fluxograma 6.3 | Manejo perioperatório de usuários de antagonista de vitamina K.

Fonte: Desenvolvido pela autoria.

Uso dos anticoagulantes orais diretos (DOACs)

Da mesma forma que a varfarina, os DOACs (Dabigatrana, Rivaroxabana, Apixabana e Edoxabana) também necessitam de suspensão para se evitarem complicações hemorrágicas perioperatórias em cirurgias maiores. No entanto, diferentemente dos antagonistas de vitamina K, usuários de DOACs não necessitam de terapia de ponte de anticoagulação. Um estudo multicêntrico recente chegou à conclusão de que a estratégia de simplesmente interromper o medicamento foi superior ao uso de terapia de ponte em relação a complicações hemorrágicas perioperatórias.

O momento de interrupção dos DOACs vai depender, sobretudo, da função renal do paciente, do medicamento utilizado e do risco hemorrágico do procedimento proposto. Procedimentos cujo risco hemorrágico é mínimo não necessitam de suspensão do medicamento em questão. Os demais procedimentos, ainda que apresentem baixo risco de sangramentos, necessitam de suspensão temporária de DOACs. A Tabela 6.2 mostra exemplos de procedimentos de acordo com risco de sangramento. É importante ressaltar que a lista de procedimentos é extensa e o risco pode variar de acordo com outros fatores (como variações anatômicas). Assim, faz-se necessária a comunicação com a equipe cirúrgica para definir melhor qual o risco hemorrágico do procedimento proposto e individualizar a decisão de quando suspender e retornar um DOAC.

Tabela 6.2 | Estratificação de cirurgias quanto ao risco hemorrágico

Risco hemorrágico		
Risco mínimo	Risco baixo	Risco alto
• Cirurgias dermatológicas pequenas	• Correção de hérnias abdominais	• Quaisquer cirurgias grandes com duração maior que 45 minutos
• Cirurgias oftálmicas (catarata ou glaucoma)	• Cirurgias ortopédicas de mãos e pés	• Cirurgias abdominais
• Incisão de abcessos	• Extração de 3 dentes ou mais	• Cirurgias cardíacas
• Endoscopias sem biópsias	• Endoscopias com biópsia	• Neurocirurgias
• Remoção de cateter venoso	• Cirurgias oftálmicas (exceto catarata e glaucoma)	• Cirurgias de cabeça e pescoço
• Procedimentos dentários (extração de 1 a 2 dentes, cirurgia periodontal, incisão de abcesso, colocação de implante)	• Histerectomia	• Cirurgias torácicas
	• Colecistectomia laparoscópica	• Cirurgias ortopédicas maiores
	• Cirurgia hemorroidária	• Cirurgias plásticas reconstrutivas
	• Injeções epidurais	• Cirurgias vasculares
	• Biópsia bexiga ou próstata	• Ressecção de próstata transuretral
		• Cirurgias urológicas
		• Punção lombar e anestesia peridural ou raquimedular

Fonte: Adaptada de Júnior PB. Manual de Transfusão Sanguínea para Médicos HCFMB. Botucatu, 2017.

Uma vez definido o risco hemorrágico, deve-se prosseguir com a suspensão do medicamento de acordo com a função renal. As Tabelas 6.3 e 6.4 sugerem o tempo mínimo de descontinuação da medicação. Uma vez realizado o procedimento, pode-se retornar com as medicações de 24 a 72 horas, de acordo com o risco hemorrágico e a hemostasia realizada durante o ato cirúrgico. Caso a equipe assistente julgue que, após 72 horas, o risco hemorrágico permanece elevado, pode-se considerar introduzir profilaxia com heparina ou, à critério da equipe assistente, o retorno do DOAC em dose menor.

Tabela 6.3 | Tempo sugerido para suspensão de inibidor direto de trombina (Dabigatrana) antes do procedimento

Risco hemorrágico	Clearance de creatinina (em mL/min/m²)				
	< 15*	≥ 15 e < 30	≥ 30 e < 50	≥ 50 e < 80	≥ 80
Baixo risco	96 horas	72 horas	48 horas	36 horas	24 horas
Alto risco	120 horas	120 horas	96 horas	72 horas	48 horas

*Ainda faltam dados para melhor definição do tempo de suspensão

Fonte: Desenvolvida pela autoria.

Tabela 6.4 | Tempo sugerido para suspensão de inibidores de fator Xa (Rivaroxabana, Edoxabana e Apixabana) antes do procedimento

Risco hemorrágico	Clearance de creatinina (em mL/min/m²)		
	< 15*	> 15 e < 30	> 30
Baixo risco	48 horas	36 horas	24 horas
Alto risco	72 horas	72 horas	48 horas

*Ainda faltam dados para melhor definição do tempo de suspensão

Fonte: Desenvolvida pela autoria.

Segue algoritmo sobre manejo perioperatório dos pacientes sob dupla antiagregação e anticoagulação:

Primeiro passo

Para pacientes em uso de AAS e submetidos a neurocirurgias, ressecções prostáticas pela técnica convencional (não *green-light laser*) e cirurgias oftalmológicas, suspender 7 dias antes do procedimento. Nas demais situações, manter se houver indicação (como profilaxia secundária).

Segundo passo

Avaliar pacientes sob dupla antiagregação, em uso de AAS e inibidor P_2Y_{12}, como Clopidogrel, Prasugrel e Ticagrelor. Para realização de procedimento operatório, deverá (sempre que possível) ser mantido apenas AAS pelo alto risco de sangramento. Nesse momento, deve-se avaliar o que motivou a introdução de dupla antiagregação e considerar postergar a cirurgia para manutenção da terapia por tempo adequado sempre que possível (atentar para cirurgias tempo-sensíveis). A depender da situação, a dupla antiagregação com AAS e inibidor de P_2Y_{12} deverá ser mantida por:

◆ pelo menos um ano se introdução por SCA com implante de qualquer *stent*;

◆ pelo menos quatro a seis semanas (idealmente 3 meses) se introdução após angioplastia eletiva com *stent* convencional;

◆ pelo menos seis meses se introdução após angioplastia eletiva com *stent* farmacológico.

Terceiro passo

Uma vez optado pela suspensão, avaliar tempo de retirada e reinício da medicação. Clopidogrel deve ser retirada 5 dias antes, ticagrelor deve ser suspenso 3 dias antes e prasugrel deve ser interrompido 7 dias antes. Após o procedimento, deve-se retornar o medicamento o mais depressa possível (idealmente até 2 a 5 dias). A decisão de quando retornar deve ser multidisciplinar e irá depender de caso a caso.

Quarto passo

Avaliação de pacientes sob anticoagulação com varfarina. Checar durante anamnese a presença de qualquer fator de alto risco tromboembólico (ver Tabela 6.1). Caso negativo, deve-se suspender anticoagulação 5 dias antes da cirurgia. No dia do procedimento, deve-se solicitar um INR e prosseguir, caso esteja menor que 1,5. Caso haja algum fator de alto risco tromboembólico, passa-se ao próximo passo. Caso o paciente seja submetido à cirurgia de urgência e emergência, pode-se realizar vitamina K parenteral.

Quinto passo

Nesse momento, será programada a ponte de anticoagulação. Deve-se suspender varfarina 3 a 5 dias antes da cirurgia com controles de INR a cada 48 horas, até aferição de INR menor que 2. Assim, considerar internação após 2 a 3 dias da suspensão da medicação para controle laboratorial. Quando atingido INR < 2, introduzir HBPM ou HNF (a depender do caso e da função renal) em doses terapêuticas. Sugerimos enoxaparina na dose de 1 mg por kg de peso a cada 12 horas se ClCr maior que 30 ml/min/m². Caso a ponte seja realizada com HBPM, esta deverá ser suspensa 24 horas antes da cirurgia e reiniciada de 12 a 48 horas após. Caso seja feita com HNF, esta medicação poderá ser suspensa até 4 horas antes do procedimento. Após a cirurgia, retornar varfarina um a dois dias após cirurgia (a depender da hemostasia e do risco hemorrágico do procedimento) e ajustar dose até atingir INR maior que 2. Enquanto isso, deve-se retornar a terapia de ponte (HBPM ou HNF) cerca de 24 a 72 horas após, nas doses terapêuticas, e mantê-la até atingir meta de INR com varfarina.

Sexto passo

Para pacientes sob anticoagulação com os anticoagulantes orais diretos (Dabigatrana, Rivaroxabana, Apixabana e Edoxabana). Avalia-se qual o tipo de procedimento proposto (ver Tabela 6.2). Para procedimentos com risco mínimo de sangramento, não há necessidade de suspensão do DOAC. Caso não se trate de nenhum destes procedimentos, deve-se seguir ao próximo passo.

Sétimo passo

Avaliar a função renal do paciente e o risco hemorrágico do procedimento. Para usuários de dabigatrana, deve-se suspender a medicação de 24 a 120 horas antes da cirurgia (ver Tabela 6.3). Para usuários de rivaroxabana, apixabana e edoxabana, deve-se suspender a medicação de 24 a 72 horas antes do procedimento (ver Tabela 6.4). Independentemente do DOAC utilizado, considerar retorno da medicação de 24 a 72 horas após o procedimento, a depender da hemostasia e do risco hemorrágico.

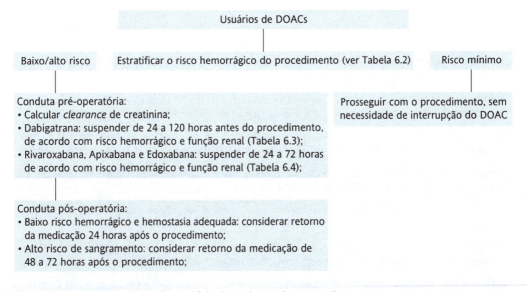

Fluxograma 6.4 | Manejo perioperatório de anticoagulantes orais.
Fonte: Desenvolvido pela autoria.

BIBLIOGRAFIA CONSULTADA

Baber U, Mehran R, Sharma SK, Brar S, Yu J, Suh JW, et al. Impact of the everolimus-eluting stent on stent thrombosis: a meta-analysis of 13 randomized trials. J Am Coll Cardiol. 2011;58:1569-77.

Baron TH, Kamath PS, McBane RD. Management of antithrombotic therapy in patients undergoing invasive procedures. N Engl J Med. 2013;368(22):2113-24.

Burger W, Chemnitius JM, Kneissl GD, Rucker G. Low-dose aspirin for secondary cardiovascular prevention: cardiovascular risks after its peri-operative withdrawal vs. bleeding risks with its continuation: review and meta-analysis. J Int Med. 2005;257:399-414.

Burnett AE, Mahan CE, Vazquez SR, Oertel LB, Garcia DA, Ansell J. Guidance for the practical management of the direct oral anticoagulants (DOACs) in VTE treatment. J Thromb Thrombolysis. 2016;41:206-32.

Devereaux PJ, Mrkobrada M, Sessler DI, Leslie K, Alonso-Coello P, Kurz A, et al. Aspirin in patients undergoing noncardiac surgery. N Engl J Med. 2014;370:1494-1503.

Doherty JU, Gluckman TJ, Hucker WJ, Januzzi JL, Ortel TL, Saxonhouse SJ, et al. 2017 ACC expert consensus decision pathway for periprocedural management of anticoagulation in patients with nonvalvular atrial fibrillation: a report of the American College of Cardiology clinical expert consensus document task force. J Am Coll Cardiol. 2017;69(7):871-98.

Douketis JD, Spyropoulos AC, Kaatz S, Becker RC, Caprini JA, Dunn AS, et al. Perioperative bridging anticoagulation in patients with atrial fibrillation. New Eng J Med. 2015;373(9):823-33.

Douketis JD, Spyropoulos AC, Spencer FA, Mayr M, Jaffer AK, Eckman MH, et al. Perioperative management of antithrombotic therapy. Chest. 2012;141(2):e362S-e350S.

Douketis JD, Spyropoulos AC, Duncan J, Carrier M, Gal GL, Tafur AF, et al. Perioperative management of patients with atrial fibrillation receiving a direct oral anticoagulant. JAMA Intern Med. 2019;179(11):1469-78.

Feres F, Costa RA, Abizaid A, Leon MB, Marin-Neto JA, Botelho RV et al. Three vs. twelve months of dual anti--platelet therapy after zotarolimus-eluting stents: the OPTIMIZE randomized trial. JAMA. 2013;310:2510-22.

Filipescu DA, Stefan MG, Valeanu L, Popescu WM. Perioperative management of antiplatelet in noncardiac surgery. Curr Opin Anaesthesiol. 2020;33(3):545-62.

Fonseca NM, Alves RR, Pontes JP. SBA recommendations for regional anesthesia safety in patients taking anticoagulants. Rev Bras Anestesiol. 2014;64(1):1-15.

Gerstein NS, Albrechtsen CL, Mercado N, Cigarroa JE, Schulman PM. A comprehensive update on aspirin management during noncardiac surgery. Anesth Analg. 2020;131(4):1111-23.

Gualandro DM, Yu PC, Caramelli B, Marques AC, Calderaro D, Luciana S. Fornari LS, et al. 3ª Diretriz de avaliação cardiovascular perioperatória da Sociedade Brasileira de Cardiologia. Arq Bras Cardiol. 2017; 109(3Supl.1):1-104.

Hawn MT, Graham LA, Richman JS, Itani KM, Henderson WG, Maddox TM. Risk of major adverse cardiac events following noncardiac surgery in patients with coronary stents. JAMA. 2013;310:1462-72.

Heidbuchel H, Verhamme P, Alings M, Antz M, Hacke W, Oldgren J, et al. European Heart Rhythm Association Practical Guide on the use of new oral anticoagulants in patients with non-valvular atrial fibrillation. Europace. 2013;15:625-51.

Huber K, Connolly SJ, Kher A, Christory F, Dan GA, Hatala R, et al. Practical use of dabigatran etexilate for stroke prevention in atrial fibrillation. Int J Clin Pract. 2013;67:516-26.

Levine GN, Bates ER, Bittl JA, Brindis RG, Fihn SD, Fleisher LA, et al. 2016 ACC/AHA guideline focused update on duration of dual antiplatelet therapy in patients with coronary artery disease: a report of the American College of Cardiology/American Heart Association task force on clinical practice guidelines: an update of the 2011 ACCF/AHA/SCAI guideline for percutaneous coronary intervention, 2011 ACCF/AHA guideline for coronary artery bypass graft surgery, 2012 ACC/AHA/ACP/AATS/PCNA/SCAI/STS guideline for the management of ST-elevation myocardial infarction, 2014 AHA/ACC guideline for the management of patient with non-ST-elevation acute coronary syndromes, and 2014 ACC/AHA guideline on perioperative cardiovascular evaluation and management of patients -undergoing noncardiac surgery. Circulation. 2016;134:e123-155.

Nuttall GA, Brown MJ, Stombaugh JW, Michon PB, Hathaway MF, Lindeen KC, et al. Time and cardiac risk of surgery after bare-metal stent percutaneous coronary intervention. Anesthesiology 2008;109:588-595.

Pengo V, Cucchini U, Denas G, Erba N, Guazzaloca G, La Rosa L et al. Standardized Low-Molecular-Weight Heparin Bridging Regimen in Outpatients on Oral Anticoagulants Undergoing Invasive Procedure or Surgery An Inception Cohort Management Study. Circulation 2009;119:2920-2927.

Rossini R, Musumeci G, Viconti LO, Bramucci E, Castiglioni B, De Servi S, et al. Perioperative management of antiplatelet therapy in patients with coronary stents undergoing cardiac and non-cardiac surgery: a consensus document from Italian cardiological, surgical and anaesthesiological societies. EuroIntervention. 2014;10(1)38-46.

Shaw JR, Kaplovitch E, Douketis J. Periprocedural management of oral anticoagulation. Med Clin North Am. 2020;104(4):709-26.

Thiele T, Greinacher A. Platelet transfusion in perioperative medicine. Semin Thromb Hemost. 2020;46(1):50-61.

Vahanian A, Alfieri O, Andreotti F, Antunes MJ, Baron-Esquivias G, Baumgartner H, et al. Guidelines on the management of valvular heart disease (version 2012): The joint task force on the management of valvular heart disease of the European Society of Cardiology (ESC) and the European Association for Cardio-Thoracic Surgery (EACTS). Eur Heart J. 2012;33:2451-96.

Valgimigli M, Bueno H, Byrne RA, Collet JP, Costa F, Jeppsson A et al. 2017 ESC focused update on dual antiplatelet therapy in coronary artery disease developed in collaboration with EACTS: The task force for dual anti-platelet therapy in coronary artery disease of the European Society of Cardiology (ESC) and of the European Association for Cardio-Thoracic Surgery (EACTS). Eur Heart J. 2018;39(3)213-60.

Wijns W, Kolh P, Danchin N, Di Mario C, Falk V, Folliguet T, et al. Guidelines on myocardial revascularization: the task force on myocardial revascularization of the European Society of Cardiology (ESC) and the European Association for Cardio-Thoracic Surgery (EACTS). Eur Heart J. 2010;31:2501-2555.

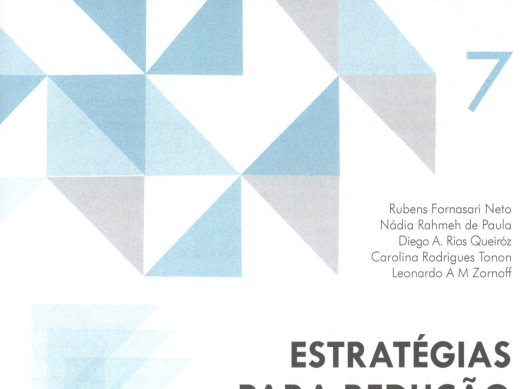

Rubens Fornasari Neto
Nádia Rahmeh de Paula
Diego A. Rios Queiróz
Carolina Rodrigues Tonon
Leonardo A M Zornoff

ESTRATÉGIAS PARA REDUÇÃO DO RISCO PERIOPERATÓRIO

Considerando que o estresse da cirurgia e anestesia podem ser gatilhos para o desenvolvimento de isquemia miocárdica, falência cardíaca aguda ou descompensação de insuficiência cardíaca prévia e suas consequências, este capítulo abordará evidências atuais em estratégias com benefício comprovado na redução do risco cardiovascular.

Betabloqueadores

O racional na prescrição de betabloqueadores (BB) está na redução do inotropismo e cronotropismo cardíacos, aumentando o tempo diastólico e permitindo uma melhor perfusão coronariana.

Grandes *trials* foram realizados nesse intuito, sendo o maior deles o estudo POISE, que randomizou 8.351 pacientes para o uso de succinato de metoprolol *versus* placebo, aplicado via endovenosa na dose de 100 mg 2 a 4 horas antes da cirurgia. Evidenciou-se redução de morte cardíaca e infarto agudo do miocárdio (IAM) em 30 dias, porém com notado aumento na incidência de acidente vascular cerebral (AVC) e morte de maneira geral. Análises posteriores concluíram que os resultados deveram-se aos episódios de hipotensão grave.

Revisões sistemáticas, metanálises e estudos de coorte posteriores evidenciaram o uso preferencial de BB beta1 seletivos, sendo a escolha atenolol ou bisoprolol, com início idealmente antes de 30 dias do procedimento ou, no mínimo, uma semana para pacientes de risco cardiovascular intermediário e alto. Destaca-se, ainda, a importância de iniciar com baixas doses e titular a medicação para alvo de frequência cardíaca (FC) entre 60 e 70 com pressão arterial sistólica (PAS) maior que 100mmHg. Deve-se evitar o uso de doses não tituladas no intra operatório ou mesmo no perioperatório.

Diante do exposto, este protocolo propõe a prescrição de atenolol 25 mg a cada 12 horas, idealmente 30 dias antes da cirurgia (no mínimo uma semana), com titulação da dose para FC e PAS citadas. São candidatos os pacientes sabidamente portadores de DAC, ASA III ou mais, e os submetidos a cirurgias de risco intermediário ou alto se portadores de 3 ou mais fatores de risco clínicos (DM, insuficiência cardíaca, doença arterial coronariana, doença renal crônica com Cr > 2 ou ClCr < 60 ml/min/m², doença cerebrovascular). Sempre que o paciente já fizer uso de betabloqueador, qualquer que seja, este medicamento não deverá ser suspenso ou mesmo trocado por outro de mesma classe, apenas titulado para manter pressão arterial sistólica maior que 100mmHg durante todo o período perioperatório. Deverão ser respeitadas as contraindicações como asma, bradicardia sintomática, bloqueios atrioventriculares avançados e hipotensão.

Estatinas

Estatinas são amplamente prescritas para pacientes sabidamente portadores de DAC ou aqueles com fatores de risco para tal, e devem ser usadas também para portadores de aterosclerose em outros sítios, como carotídeo, renal, aórtico e periférico. Devido ao seu efeito pleiotrópico, também promovem estabilização de placas, prevenindo eventos isquêmicos perioperatórios.

O estresse cirúrgico aumenta o risco de miopatia induzida por estatina, portanto, a prescrição deve ser precoce e não imediatamente antes da cirurgia, o que possibilita avaliação dos possíveis efeitos colaterais.

Seu uso nas cirurgias vasculares reduziu a mortalidade geral e as taxas de IAM e AVC. A introdução da atorvastatina deve ser realizada 2 semanas antes do procedimento cirúrgico e mantida por 30 dias após, sendo a dose ajustada, após este tempo, para a meta individual de LDL de cada paciente.

Pacientes submetidos a cirurgias não vasculares, que possuam maior risco cardiovascular e indicação de uso de estatina (doença arterial coronariana, diabetes e doença vascular periférica, por exemplo) podem se beneficiar da introdução da estatina no perioperatório. Para os indivíduos que já fazem uso desta classe de medicamento, a medicação não deve ser suspensa, sendo seguro seu uso no pós-operatório.

Inibidores da enzima conversora de angiotensina (IECA)/ Bloqueadores dos receptores de angiotensina II (BRA)

O uso de IECA ou BRA, além de efeito anti-hipertensivo, sabidamente é indicado para preservação orgânica vital, como nos doentes com insuficiência cardíaca ou renal. Todavia, diferentemente da prescrição de betabloqueadores e estatina, evidências mostram que IECA e BRA no perioperatório não reduziram a incidência de morte e complicações cardíacas no período de 30 dias ou um ano após procedimento cirúrgico.

Assim, recomenda-se considerar a suspensão no perioperatório para pacientes que façam uso apenas como medicamento anti-hipertensivo ou possuam risco de lesão renal aguda. Deve ser mantido para portadores de insuficiência cardíaca e/ou doença renal crônica. Suspender na manhã do procedimento e reintroduzir tão logo seja possível (preferencialmente até a manhã seguinte). Caso seja descoberta insuficiência cardíaca com fração de ejeção reduzida (ICFER), o início do uso da medicação deverá ser, ao menos, uma semana antes da cirurgia, considerando postergar o procedimento para ajuste medicamentoso e otimização clínica.

Tabagismo

O tabagismo representa a principal causa de morte evitável no mundo, contribuindo diretamente para 20% de todos os óbitos. Conforme discutido anteriormente, o momento de avaliação perioperatória e internação hospitalar muitas vezes consiste em oportunidade para diagnóstico, tratamento e orientações. Sendo assim, deve ser aproveitado para esclarecimento e incentivo à cessação do tabagismo, bem como monitorização de sinais e sintomas de abstinência, proporcionando o suporte que se fizer necessário.

Há que se destacar, também, o significativo impacto da interrupção do tabagismo na redução de complicações cardiovasculares, respiratórias, infecciosas, cicatrização de feridas e perda sanguínea.

De maneira geral, a equipe médica deve buscar ativamente estimular a cessação do tabagismo a qualquer momento antes da cirurgia, idealmente 4 semanas antes do procedimento cirúrgico. É relevante e de baixo custo, sempre que possível, a associação medicamentosa com aconselhamento e medidas cognitivo-comportamentais para pacientes que manifestem desejo de abandonar o vício e apresentem sintomas de abstinência. Esses pacientes deverão ser acompanhados por, pelo menos, um mês após a alta, para que se mantenham sem fumar.

Evidências demonstram que, atualmente, o tratamento com terapia de reposição de nicotina (TRN) persiste como padrão, sem demonstração de superioridade com associação de bupropiona ou vareniclina. Recomendações de dose estão em fluxograma esquemático a seguir.

Beta bloqueador →	• Introduzir Atenolol 25mg 12/12 – idealmente 1 mês e, no mínimo, 1 semana antes do procedimento, para pacientes: > sabidamente DAC; > submetidos a cirurgias de risco intermediário/alto com 3 ou mais fatores de risco: - Diabetes melito (DM) - Insuficiência Cardíaca (IC) - Doença arterial coronariana (DAC) - Doença Renal Crônica (DRC): Cr > 2 ou ClCr < 60 ml/min/m² - Doença cerebrovascular
Estatinas →	• Manter uso no perioperatório • Introduzir Atorvastatina 40mg/dia duas semanas antes se: > cirurgias vasculares > comorbidades com indicação
IECA / BRA →	• Manter uso e suspender apenas na manhã do procedimento. Retornar no dia seguinte • Introduzir se IC, ao menos 1 semana antes • Considerar suspensão se uso apenas por HAS e risco de lesão renal
Cessar tabagismo →	Estimular cessação independente do intervalo até a cirurgia. Dose para TRN: < 20 cigarros/dia: adesivo 14 mg 20 a 30 cigarros/dia: adesivo 21 mg 31 a 40 cigarros/dia: adesivo de 21 mg + 7 mg > 40 cigarros/dia: adesivo 21 mg + 14 mg → Titular conforme sintomas abstinência até 42mg/dia Seguimento após a cirurgia de pelo menos 1 mês

Não usar agonistas alfa2 (ex. clonidina) no perioperatório (diferentemente do intraoperatório, pela equipe da Anestesio conforme necessário)

Recém descobertos IC FER: postergar cirurgia por, pelo menos 3 meses para introdução e adequação medicamentosa, sempre que possível.

Otimizar PA para PAS > 180 ou PAD > 110, se tempo hábil. NÃO "CONTROLAR" PA na véspera. Sempre investigar HAS secundária antes da cirurgia se houver suspeita.

Fluxograma 7.1 | Estratégias de redução de risco cardiovascular.

Fonte: Desenvolvido pela autoria.

BIBLIOGRAFIA CONSULTADA

Alonso-Coello P, Paniagua P, Mizera R, Devereaux PJ. Should physicians initiate beta-blocker therapy in patients undergoing non-cardiac surgery? Insights from the POISE trial. Pol Arch Med Wewn. 2008;118:616-18.

Angeli F, Verdecchia P, Karthikeyan G, Mazzotta G, Gentile G, Reboldi G. b-Blockers reduce mortality in patients undergoing high-risk non-cardiac surgery. Am J Cardiovasc Drugs. 2010;10:247-59.

Bouri S, Shun-Shin MJ, Cole GD, Mayet J, Francis DP. Meta-analysis of secure randomised controlled trials of beta-blockade to prevent peri-operative death in noncardiac surgery. Heart. 2014;100:456-464.

Delgado-Rodriguez M, Medina-Cuadros M, Martínez-Gallego G, Gómez- Ortega A, Mariscal-Ortiz M, Palma-Pérez S, et al. A prospective study of tobacco smoking as a predictor of complications in general surgery. Infect Control Hosp Epidemiol. 2003;24(1):37-43.

Devereaux PJ, Yang H, Yusuf S, Guyatt G, Leslie K, Villar JC et al. Effects of extendedrelease metoprolol succinate in patients undergoing non-cardiac surgery (POISE trial): a randomised controlled trial. Lancet. 2008;371:1839-47.

Duceppe E, Parlow J, MacDonald P, et al. Canadian Cardiovascular Society Guidelines on Perioperative Cardiac Risk Assessment and Management for Patients Who Undergo Noncardiac Surgery. Can J Cardiol. 2017;33(1):17-32.

Durazzo AE, Machado FS, Ikeoka DT, De Bernoche C, Monachini MC, Puech-Leao P et al. Reduction in cardiovascular events after vascular surgery with atorvastatin: a randomized trial. J Vasc Surg. 2004;39:967-75. discussion 975-966.

Ellenberger C, Tait G, Beattie WS. Chronic beta blockade is associated with a better outcome after elective noncardiac surgery than acute beta blockade: a single-center propensity-matched cohort study. Anesthesiology. 2011;114: 817-23.

ESC/ESA Guidelines on non-cardiac surgery: cardiovascular assessment and management. European Heart Journal. 2014;35:2383-2431.

Fleisher et al. ACC/AHA Perioperative clinical practice guideline. JACC. 2014;e77 -137.

Gualandro DM, Yu PC, Calderaro D, Marques AC, Pinho C, Caramelli B, et al. III Diretriz de avaliação perioperatória da Sociedade Brasileira de Cardiologia. Arq. Bras Cardiol. 2017;109(1)1-104.

Hindler K, Shaw AD, Samuels J, Fulton S, Collard CD, Riedel B. Improved postoperative outcomes associated with pre-operative statin therapy. Anesthesiology. 2006;105:1260-72;quiz 1289-1290.

Lau WC, Froehlich JB, Jewell ES, Montgomery DG, Eng KM, Shields TA, et al. Impact of adding aspirin to Beta-blocker and statin in high-risk patients undergoing major vascular surgery. Ann Vasc Surg. 2013;27:537-45.

Le Manach Y, Ibanez Esteves C, Bertrand M, Goarin JP, Fleron MH, Coriat P, et al. Impact of pre-operative statin therapy on adverse post-operative outcomes in patients undergoing vascular surgery. Anesthesiology. 2011;114:98-104.

Lindenauer PK, Pekow P, Wang K, Gutierrez B, Benjamin EM. Lipid-lowering therapy and in-hospital mortality following major noncardiac surgery. JAMA. 2004;291:2092-99.

Mangano DT, Layug EL,Wallace A, Tateo I. Effect of atenolol on mortality and cardiovascular morbidity after noncardiac surgery. Multicenter Study of Peri-operative Ischemia Research Group. New Engl J Med. 1996;335:1713-20.

McCunniff PT, Young ES, Ahmadinia K, Ahn UM, Ahn NU. Smoking is associated with increased blood loss and transfusion use after lumbar spinal surgery. Clin Orthop Relat Res. 2016;474(4):1019-25.

Moores LK. Smoking and postoperative pulmonary complications. An evidence-based review of the recent literature. Clin Chest Med. 2000;21(1):139-46.

Smilowitz NR, Berger JS. Perioperative Cardiovascular Risk Assessment and Management for Noncardiac Surgery: A Review. JAMA. 2020;324(3):279-90.

Stevens RD, Burri H, Tramer MR. Pharmacologic myocardial protection in patients undergoing noncardiac surgery: a quantitative systematic review. Anesth analg. 2003;97:623-33.

Winchester DE,Wen X, Xie L, Bavry AA. Evidence of pre-procedural statin therapy a meta-analysis of randomized trials. J Am Coll Cardiol. 2010;56:1099-1109.

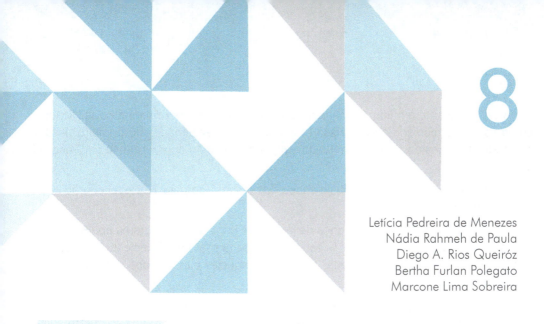

Letícia Pedreira de Menezes
Nádia Rahmeh de Paula
Diego A. Rios Queiróz
Bertha Furlan Polegato
Marcone Lima Sobreira

MANEJO E PROFILAXIA PARA TROMBOEMBOLISMO VENOSO (TEV) PERIOPERATÓRIO

Tromboembolismo venoso é importante causa de morte no período perioperatório. Apesar de evidências que sustentam o uso de tromboprofilaxia mecânica e/ou medicamentosa com heparina, é possível notar baixa adesão da estratégia pela preocupação de ocorrência de sangramento.

Primeiro passo

Análise quanto ao risco de TEV inerente ao procedimento cirúrgico. Para cirurgias de baixo risco para TEV (endoscópicas, oftalmológicas, laparoscópicas, superficiais, como mamas, dermatológicas e plásticas), deve ser estimulada deambulação precoce; fisioterapia e profilaxia medicamentosa apenas a critério da equipe assistente. Já para cirurgias de alto risco para TEV (artroplastia de quadril e joelho, artrodese de coluna, fratura de quadril, cirurgia oncológica, trauma raquimedular e politrauma), deverá ser realizada prescrição de heparina associada à profilaxia mecânica. Por outro lado, pacientes submetidos a outras cirurgias, diferentes das que foram mencionadas anteriormente, deverão ser avaliados no próximo passo.

Segundo passo

Avaliação quanto à idade. Os pacientes submetidos aos procedimentos classificados como risco intermediário ou alto risco (diferentes das mencionadas no primeiro passo) serão estratificados de acordo com idade em: menores de 40 anos, entre 40 e 60 anos e acima de 60 anos.

Os maiores de 60 anos são considerados como alto risco para TEV e receberão conduta respectiva.

Entre 40 e 60 anos, com a presença de fatores de risco (vide fluxograma abaixo), serão tratados como alto risco para TEV e, na ausência de tais fatores, o paciente se encontra sob risco intermediário, cuja conduta não difere daqueles classificados como alto risco para TEV.

Para os menores de 40 anos sem fatores de risco, serão orientadas medidas clínicas para prevenção de TEV, enquanto a presença de fatores de risco os torna risco intermediário, sendo necessárias as orientações abaixo.

Terceiro passo

Ajuste de dose para profilaxia de TEV com enoxaparina de acordo com o IMC (índice de massa corpórea). Lembrar que o prejuízo da função renal deve motivar ajuste de dose. Consulte Quadro 8.1 – apresentações e doses usuais para profilaxia de TEV com heparinas. Lembrar aqui que o prejuízo da função renal – ClCr menor que 30 deve fazer com que o paciente receba metade da dose (uma vez ao dia) de HNF (vide fluxograma esquemático para doses).

Quadro 8.1 | Apresentações e doses usuais para profilaxia de TEV com heparinas

Função renal preservada
• Heparina não fracionada 5.000UI subcutânea a cada 8 horas
• Enoxaparina 40 mg subcutânea uma vez ao dia
• Dalteparina 5.000UI subcutânea uma vez ao dia
• Tinzaparina 4.500 UI subcutânea uma vez ao dia
• Fondaparinux 2,5 mg subcutânea uma vez ao dia
Função renal prejudicada (ClCr < 30)
• Heparina não fracionada 5.000UI subcutânea a cada 12 horas
• Enoxaparina 20 mg subcutânea uma vez ao dia
• Dalteparina 5.000UI subcutânea uma vez ao dia
• Fondaparinux 2,5 mg subcutânea a cada 48h. Não usar se ClCr < 20.

Fonte: Desenvolvido pela autoria.

Quarto passo

Identificar casos especiais candidatos à profilaxia estendida após a cirurgia (desde que não apresente risco hemorrágico proibitivo):

- Cirurgias ortopédicas de quadril: 5 semanas.
- Cirurgias ortopédicas de joelho: 10 a 14 dias (podendo-se estender conforme grau de recuperação da mobilidade).
- Cirurgias oncológicas de abdome/pelve: 4 semanas.

Quinto passo

Especificamente nas cirurgias eletivas de artroplastias total de quadril ou joelho não traumáticas existe a opção de profilaxia com anticoagulantes orais diretos (DOAC):

- Rivaroxabana 10 mg uma vez ao dia.
- Apixabana 2,5 mg, duas vezes ao dia.
- Dabigatrana 150 mg a 220 mg uma vez ao dia.

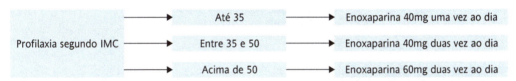

Fluxograma 8.1

Obs.: Se função renal prejudicada: aplica-se metade da dose para ClCr entre 30 e 60. Sem ClCr < 30 não usar HBPM (Enoxaparina) e sim HNF.

Fonte:

Fatores de risco para TEV:

- Câncer.
- Doença inflamatória intestinal ativa.
- IC classe funcional III ou IV.
- Internação em UTI.
- Doença respiratória grave.
- Puerpério.
- Doença reumática.
- Varizes/ insuficiência venosa.
- Obesidade/ IMC> 30 kg/m^2
- Trombofilias.
- História de TEV.
- Síndrome nefrótica ativa.
- Insuficiência arterial periférica.
- Quimioterapia.
- Reposição hormonal ou hormonioterapia.

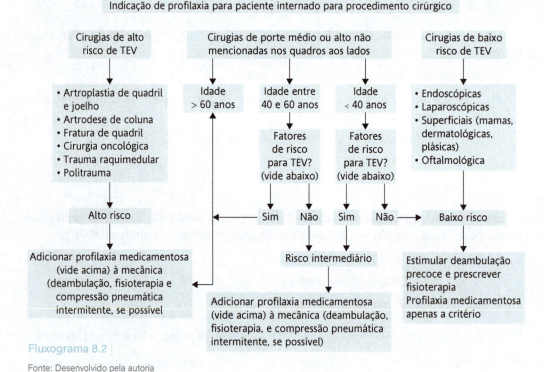

Fluxograma 8.2
Fonte: Desenvolvido pela autoria

BIBLIOGRAFIA CONSULTADA

Anderson DR, Morgano GP, Bennett C. American Society of Hematology 2019 guidelines for management of venous thromboembolism: prevention of venous thromboembolism in surgical hospitalized patients. Blood Adv. 2019;3(23):3898.

Falck-Ytter Y, Francis CW, Johanson NA. Prevention of VTE in orthopedic surgery patients: Antithrombotic Therapy and Prevention of Thrombosis, 9th ed: American College of Chest Physicians Evidence-Based Clinical Practice Guidelines. Chest. 2012;141(2):e278S.

Farge D; Bounameaux H; Brenner B. International clinical practice guidelines including guidance for direct oral anticoagulants in the treatment and prophylaxis of venous thromboembolism in patients with cancer. Lancet Oncol. 2016;17:e452-66.

Lieberman JR; Heckmann N. Venous thromboembolism prophylaxis in total hip arthroplasty and total knee arthroplasty patients: from guidelines to practice. J Am Acad Orthop Surg. 2017;25:789-98.

Lyman GH; Khorana AA; Kuderer NM. Venous thromboembolism prophylaxis and treatment in patients with cancer: American Society of Clinical Oncology clinical practice guideline update. J Clin Oncol. 2013;31(17):2189.

O'Donnell Martin, Weitz JI. Thromboprophylaxis in surgical patients. Can J Surg. 2003;46(2)129-35.

Sebaaly J, Covert K. Enoxaparin dosing at extremes of weight: literature review and dosing recommendations. Ann Pharmacother. 2018;52(9):898-909. doi: 10.1177/1060028018768449. Epub 2018 Mar 28. PMID: 29592538.

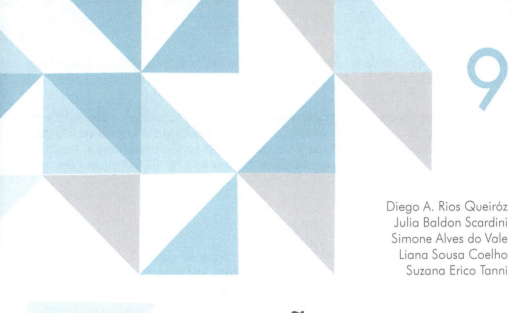

Diego A. Rios Queiróz
Julia Baldon Scardini
Simone Alves do Vale
Liana Sousa Coelho
Suzana Erico Tanni

AVALIAÇÃO E MANEJO PERIOPERATÓRIO PULMONAR DE CIRURGIAS NÃO TORÁCICAS

Introdução

As complicações pulmonares pós-operatórias (CPP) estão entre os eventos deletérios mais comuns em pacientes submetidos a cirurgias. Sua incidência parece tão frequente quanto das complicações cardíacas. Estima-se que mais de 1 milhão de pacientes cirúrgicos a cada ano tenham CPP nos Estados Unidos, com cerca de 46 mil mortes relacionadas e 4.8 milhões de dias adicionais de internação.

Ao se comparar com as complicações cardíacas, alguns estudos têm mostrado que pacientes que desenvolvem alguma CPP possuem maior tempo de internação, re-hospitalização e que estas complicações predizem de forma mais acurada a mortalidade a longo prazo.

A despeito da frequência e gravidade potencial dessas complicações, avaliações perioperatórias frequentemente focam muito mais no risco cardíaco que pulmonar. Cerca de 25% das mortes que ocorrem durante a primeira semana pós-operatória estão associadas com CPP.

A incidência das CPP varia conforme a definição utilizada, mas também depende da série descrita (população e tipos de procedimentos), bem como dos métodos usados para detecção de tais complicações.

De fato, descrições prévias não distinguiam entre eventos cujos efeitos são questionáveis sobre desfechos, como broncoespasmo intraoperatório não sustentado ou febrícula, daqueles eventos significativos, como pneumonia e insuficiência respiratória. Assim, as descrições variam desde relatos prévios tão altos quanto 10% a 30%, até valores mais conservadores entre 2% e 6%.

Definições

Conforme descrito anteriormente, ainda não há consenso quanto à definição de CPP. De uma forma geral, são conceituadas como condições afetando o trato respiratório, que podem influenciar adversamente o curso clínico dos pacientes após uma cirurgia.

Entre as complicações conhecidas tanto por prolongar a internação ou contribuir na morbimortalidade, podemos destacar a pneumonia nosocomial, insuficiência respiratória (que necessite ventilação não invasiva (VNI), reintubação ou ventilação mecânica (VM) prolongada), broncoespasmo (que necessite terapia broncodilatadora), atelectasia (que requeira intervenção com terapia postural ou broncoscópica) e derrame pleural ou pneumotórax (que necessitem drenagem).

Essas complicações são, em parte, decorrentes da formação de atelectasias durante a anestesia geral. Entretanto, fatores que resultam em hipoventilação pós-operatória, volume corrente reduzido e piora da expansão pulmonar podem causar persistência do colapso pulmonar e aumentar o risco de infecção respiratória.

Para provocar reflexão, um estudo contemporâneo encontrou dados de que mesmo complicações ditas leves (como atelectasia ou necessidade de uso prolongado de O2 pós-operatório) foram associadas com mortalidade pós-operatória, admissão em terapia intensiva e tempo de internação. Dessa forma, intervenções para reduzir CPP menos graves podem oferecer oportunidades substanciais não reconhecidas previamente para melhora nos desfechos pós-operatórios e uso de recursos de saúde.

Considerando a gravidade da CPP, pode-se aplicar a graduação de Clavien, descrita no Quadro 9.1.

Quadro 9.1 | Classificação de Clavien para complicações pulmonares pós-operatórias

Grau 1	Atelectasia que requer fisioterapia
Grau 2	Pneumonia tratada com antibiótico
Grau 3a	Fístula broncopleural após cirurgia torácica que requer fechamento cirúrgico
Grau 4a	Insuficiência respiratória que requer intubação
Grau 4b	Insuficiência respiratória que requer intubação + disfunção de outro órgão/sistema
Grau 5	Morte

Fonte: Adaptado Dindo D, Demartines N, Clavien PA. Classification of surgical complications: a new proposal with evaluation in a cohort of 6336 patients and results of a survey.

Fatores de risco

Inúmeros fatores de risco foram identificados como preditores de CPP, tanto relacionados ao paciente quanto ao procedimento. O Quadro 9.2 resume os principais fatores descritos.

Quadro 9.2 | Fatores de risco para complicação pulmonar pós-operatória

Paciente		Procedimento
Pulmonares	**Não pulmonares**	Sítio cirúrgico (torácica e abdominal alta)
DPOC	Idade avançada	Duração da cirurgia (>3h)
Asma (não controlada)	ASA $\geq$ 2	Anestesia geral
Tabagismo	Obesidade (?)	Bloqueio neuromuscular prolongado (pancurônio)
Infecção respiratória	Estado nutricional	Cirurgia aberta (?)
Hipertensão arterial pulmonar	Dependência funcional	Uso rotineiro de tubo nasogástrico
DPI	Déficit neurológico	Cirurgia de emergência
	DRC, IC, SAHOS	

Fonte: Desenvolvido pela autoria.

Escores de risco

Considerando os fatores já conhecidos e buscando identificar pacientes de maior risco, que poderiam se beneficiar de medidas para reduzir a ocorrência de CPP, foram elaborados alguns escores de risco para aplicação no pré-operatório. Até o momento, não há descrição comparativa de *performance* entre os diferentes escores, sendo que cada um tem suas qualidades, objetivos e limitações. Os mais conhecidos e usados na prática são descritos a seguir.

Nos Quadros 9.3 e 9.4 são apresentados os escores de risco elaborados pelo grupo de Arozullah *et al.* para estimar insuficiência respiratória e pneumonia pós-operatória, respectivamente.

Quadro 9.3 | Índice de risco para insuficiência respiratória pós-operatória

Preditor perioperatório	Pontos
Cirurgia aórtica abdominal	27
Cirurgia torácica	21
Neurocirurgia, abdominal superior, vascular periférica	14
Cirurgia cervical	11
Cirurgia de emergência	11

(Continua)

Quadro 9.3 | Índice de risco para insuficiência respiratória pós-operatória (*Continuação*)

Preditor perioperatório	Pontos
Albumina < 3,0 g/dL	9
Ureia > 64 mg/dL	8
Funcionalidade parcial ou totalmente dependente	7
História de DPOC	6
Idade 70 anos	6
Idade 60 a 69 anos	4

Fonte: Adaptado de Arozullah AM, et al. Multifactorial risk index for predicting postoperative respiratory failure in men after major noncardiac surgery.

Quadro 9.4 | Índice de risco para pneumonia pós-operatória

Preditor perioperatório	Pontos
Cirurgia aórtica abdominal	15
Torácica	14
Abdominal superior	10
Cervical	8
Neurocirurgia	8
Vascular	3
Emergência	3
Idade ≥ 80 anos	17
70 a 79 anos	13
60 a 69 anos	9
50 a 59 anos	4
Totalmente dependente	10
Parcialmente dependente	6
Perda de peso > 10% nos últimos 6 meses	7
História de DPOC	5
Anestesia geral	4
Rebaixamento de consciência	4
História de doença cerebrovascular	4
Ureia < 17 mg/dL	4
47 a 64 mg/dL	2
> 64 mg/dL	3
Transfusão > 4 unidades de CH	3
Uso crônico de esteroide	3
Tabagista dentro do último ano	3
Ingestão de álcool > 2 doses/dia nas últimas 2 semanas	2

(*Continua*)

Quadro 9.4 | Índice de risco para pneumonia pós-operatória (*Continuação*)

	Risco de insuficiência respiratória pós-operatória		Risco de pneumonia pós-operatória	
Classe	Índice de risco (pontos)	Probabilidade (%)	Índice de risco (pontos)	Probabilidade (%)
1 baixo	≤10	0,5	0 a 15	0,2
2 baixo	11 a 19	1,8	16 a 25	1,2
3 médio	20 a 27	4,2	26 a 40	4,0
4 alto	28 a 40	10,1	41 a 55	9,4
5 alto	> 40	26,6	> 55	15,3

Fonte: Adaptado de Arozullah AM, et al. Multifactorial risk index for predicting postoperative respiratory failure in men after major noncardiac surgery.

Outro escore de risco bem validado é o ARISCAT (*Assess Respiratory risk In Surgical patients in CATalonia*), que avalia o risco de alguma complicação respiratória durante a internação (infecção respiratória, insuficiência respiratória, derrame pleural, atelectasia, pneumotórax, broncoespasmo ou pneumonite aspirativa).

Quadro 9.5 | Escore de risco ARISCAT

Preditor perioperatório	Pontos
Idade 51 a 80 anos	3
> 80 anos	16
Saturação de O2 pré-operatória 91 a 95%	8
≤ 90%	24
Infecção respiratória no último mês	17
Anemia pré-operatória (Hb ≤ 10 g/dL)	11
Cirurgia no abdome superior	15
Cirurgia intratorácica	24
Duração da cirurgia 2 a 3 horas	16
> 3 horas	23
Cirurgia de emergência	8

Classe de risco	Pontos	Taxa de CPP (%)
Baixo	< 26	1,6
Intermediário	26 a 44	13,3
Alto	≥ 45	42,1

Fonte: Desenvolvido pela autoria.

Por fim, outros dois escores descritos por Gupta *et al.* podem ser usados, sendo um para cálculo do risco de insuficiência respiratória pós-operatória e outro para pneumonia pós-operatória. Ambos disponíveis na internet, conforme *qrcodes/links* a seguir:

- <http://www.surgicalriskcalculator.com/prf-risk-calculator>.
- <http://www.surgicalriskcalculator.com/postoperative-pneumonia-risk-calculator>.

A aplicação dos escores apresentados facilita a identificação dos riscos para desenvolvimento de complicações pulmonares perioperatórias e deve ser sempre considerada como apoio importante nesta avaliação, porém é consenso entre especialistas em doenças pulmonares e perioperatório a importância de compreender bem a doença pulmonar de base, proporcionando a instituição de medidas que efetivamente reduzam essas complicações.

Asma

Asma controlada não aumenta os riscos de CPP. Em pacientes asmáticos com doença controlada não há necessidade de mudança do esquema terapêutico, devendo todas as medicações inalatórias serem mantidas, conforme uso prévio, durante todo o perioperatório.

Pacientes com doença não controlada requerem medidas adicionais. Se o procedimento for eletivo, cabe discutir postergá-lo até obter melhor controle sintomático. Algum *step up* será necessário no esquema terapêutico, avaliar desencadeantes e otimizar adesão. Além disso, pode ser necessário um breve curso de corticoide sistêmico. No período perioperatório imediato, se a via oral não for possível, poderão ser realizadas doses de corticoide parenteral. Em pacientes que fizeram uso por mais de 2 a 3 semanas de corticoide oral dentro dos últimos 6 meses, poderá também ser necessária a suplementação de corticoide conforme o estresse cirúrgico (nesse caso, com ênfase no eixo hipotálamo-hipófise-adrenal). Cabe lembrar que não há evidência robusta que justifique a suplementação generalizada de corticoide sistêmico em todos os pacientes asmáticos, porém nos pacientes que requerem uso, há dados que são seguros quanto à cicatrização de ferida operatória.

Em cirurgias de urgência/emergência dificilmente haverá tempo suficiente para o controle sintomático adequado. Nesses casos, se possível, fazem-se broncodilatadores e corticoide sistêmico antes e realiza-se a cirurgia com foco no manejo ventilatório perioperatório.

Alguns aspectos anestésicos, como cuidados com a via aérea, tipos de drogas anestésicas, monitoração respiratória, entre outros, também são destacados no paciente asmático, mas fogem ao escopo deste capítulo. A avaliação feita pela equipe clínica durante o perioperatório deve sempre reforçar junto à equipe anestésico/cirúrgica a presença de asma no paciente candidato ao procedimento, visando aumentar a segurança do paciente com informação em alça fechada.

DPOC

Diferentemente da asma bem controlada, o DPOC é associado a aumento do risco de complicações pulmonares perioperatórias, independentemente da gravidade.

Broncodilatadores devem ser mantidos durante todo o período perioperatório, inclusive com aplicação no dia do procedimento. Uso profilático de antibióticos não é recomendado, mas infecções devem ser tratadas prontamente e cirurgias eletivas devem ser postergadas até resolução do processo infeccioso. Condicionamento pulmonar pré-operatório pode ser útil em alguns pacientes com DPOC grave e, em alguns estudos, isso tem mostrado reduzir a incidência de CPP.

Tabagismo

Pacientes tabagistas têm maior morbimortalidade perioperatória devido aos efeitos multifatoriais do tabaco, como piora da cicatrização cirúrgica, aumento das taxas de infecção, sangramento cirúrgico, pior controle da dor e maiores complicações respiratórias, cardiovasculares, ortopédicas, entre outras. Uma metanálise de seis estudos randomizados de cessar tabagismo antes de cirurgia mostrou uma redução relativa de 41% nas CPP. Além disso, cada semana sem tabaco aumentou em 19% a magnitude do efeito. Em contraste com descrições prévias, análises mais recentes indicam que durações tão breves de cessação do tabagismo (menos de oito semanas da cirurgia) não aumentam o risco de CPP e há dados que, pelo menos, quatro semanas de abstinência do cigarro já reduz CPP e complicações na cicatrização cirúrgica.

Deve-se aproveitar o momento da avaliação perioperatória como janela de oportunidade de cessar tabagismo, uma vez que é um período no qual o paciente pode estar mais sensível às recomendações.

Radiografia de tórax

De acordo com a revisão e diretriz do American College of Physicians (ACP) 2006, em pacientes assintomáticos é razoável obter radiografia de tórax naqueles com doença cardiopulmonar conhecida ou com idade ≥ 50 anos que serão submetidos a procedimentos cirúrgicos de alto risco como abdominal superior, esofágico, torácico ou cirurgia vascular aórtica. Em pacientes sintomáticos respiratórios, a solicitação do exame fica por conta da investigação própria dos sintomas e não pelo período perioperatório.

Espirometria pré-operatória

Provavelmente é um tema que ainda gera dúvida. Não abordaremos aqui o uso da espirometria antes das cirurgias de ressecção pulmonar (discutido em outro tópico) e de revascularização miocárdica, procedimentos cuja aplicação é mais bem definida. As demais cirurgias ainda são cenários sem clara evidência. Previamente se aplicava o exame sem critérios bem estabelecidos antes de cirurgias de alto risco e um ponto de corte de VEF1 < 50% era defendido por muitas autoridades no assunto como contraindicação ao procedimento.

Com o acúmulo de informações, pode-se notar que os poucos estudos que têm comparado dados espirométricos com dados clínicos não têm mostrado de forma consistente que a espirometria seja superior a história e exame físico em predizer as CPP. Além disso, não há dados que sugiram um limiar espirométrico a partir do qual o risco cirúrgico seja inaceitável.

Nesse sentido, em 2006 um grupo do American College of Physicians (ACP) realizou uma revisão extensa da literatura e elaborou uma diretriz sobre complicações pulmonares pós cirurgias gerais não cardiotorácicas, a qual recomenda não solicitar espirometria de forma rotineira e defende o uso para pacientes nos quais se suspeita de doença pulmonar obstrutiva crônica não diagnosticada e em casos nos quais a história e o exame físico deixam incerto o grau de risco, por exemplo, caso intolerância ao exercício ou dispneia permaneça inexplicada após uma avaliação clínica. Pode, ocasionalmente, ser útil em pacientes com DPOC ou asma em que há incerteza se está em sua melhor função basal.

Outros testes

Tanto albumina baixa quanto ureia elevada foram preditores significativos de CPP nos estudos de Arozullah *et al.*, sendo incorporados nos escores de risco elaborados pelo grupo. Gasometria arterial deve ser solicitada, conforme as indicações habituais, sem recomendações específicas bem estabelecidas para o perioperatório.

Ultrassom pulmonar

Mais recentemente, um grupo holandês aplicou o protocolo de realização seriada de ultrassom (USG) pulmonar em pacientes no pós-operatório de cirurgias abdominais. Houve maior detecção de atelectasia e derrame pleural comparado à radiografia de tórax. O estudo não buscou análise de outros desfechos clínicos (como mortalidade ou tempo de internação), mas os autores concluíram que a realização de USG pulmonar é factível para a detecção precoce de CPP, e que esse potencial pode ser investigado em futuros estudos para avaliar desfechos duros.

Estratégias para redução de risco

Pré-operatório

1. Cessar tabagismo: independentemente da proximidade com o procedimento, embora os melhores resultados sejam usualmente observados a partir de 4 semanas e ótimos após 8 semanas de abstinência.
2. Otimizar limitação ao fluxo aéreo em pacientes com asma/DPOC.
3. Tratar infecção respiratória quando presente (se possível, postergar cirurgias eletivas, mesmo com infecções de vias aéreas superiores).
4. Técnicas de expansão pulmonar com fisioterapia respiratória.

Intraoperatório

1. Uso judicioso do agente bloqueador neuromuscular com monitoração para minimizar a incidência de bloqueio residual pós-operatório (se possível, evitar agentes de longa ação, como pancurônio).
2. Cirurgias laparoscópicas parecem reduzir CPP (faltam melhores estudos).
3. Raquianestesia deve ser considerada em pacientes de alto risco, quando apropriado (bloqueio regional é associado com menor risco e pode ser considerado em pacientes de alto risco).
4. Manobras de recrutamento pulmonar intraoperatórias para reduzir atelectasias.
5. Otimizar manejo fluido com terapia direcionada.

Pós-operatório

1. Fisioterapia respiratória (protocolo I COUGH).
2. Controle de dor pós-operatória (destaque para analgesia epidural).
3. Uso seletivo de tubo nasogástrico para descompressão pós-operatórias em cirurgias abdominais (somente se náuseas/vômitos, incapacidade de tolerar ingestão oral ou distensão abdominal sintomática).
4. VNI em pacientes com insuficiência respiratória pós-operatória, desde que não tenham contraindicações.

O efeito de um pacote sistematizado de ações foi evidenciado em um estudo realizado em 2013, que comparou as incidências antes e depois da implementação do protocolo *COUGH*, cujo acrônimo é descrito na Tabela 9.6.

Tabela 9.6 | Principais medidas multidisciplinares para redução de complicações pulmonares pós operatórias, sob o mnemônico em inglês: "ICOUGH"

Incentive spirometry	Espirômetro de incentivo
Coughing and deep breathing	Tosse e respirações profundas
Oral care	Cuidados orais – escovar os dentes e enxaguar a boca duas vezes ao dia com solução de clorexidina
Understanding	Educação do paciente/familiares sobre importância das ações
Getting out of bed	Sair da cama pelo menos três vezes ao dia
Head-of-bed elevation	Elevação da cabeceira da cama > 30°

Fonte: Adaptado Cassidy MR, et al. I COUGH: reducing postoperative pulmonary complications with a multidisciplinary patient care program. JAMA.

Nesse estudo antes/depois, foi mostrada redução de pneumonia pós-operatória de 2,6% para 1,6% após implementação e a incidência de intubações não planejadas de 2% para 1,2%.

VNI

Uma revisão sistemática analisou dados disponíveis sobre o papel da ventilação não invasiva (VNI) no tratamento de CPP, sendo observado que foi uma intervenção efetiva e segura para o tratamento de adultos com insuficiência respiratória após cirurgia de abdome superior. Alinhado a isso, em 2017 foi lançada diretriz conjunta da European Respiratory Society/American Thoracic Society para uso de VNI em diferentes cenários, incluindo o pós-operatório, em que houve melhora nos desfechos clínicos em pacientes com insuficiência respiratória aguda, particularmente aqueles com cirurgia torácica (incluindo cardíacas) e abdominal. Porém, a referida diretriz reitera que, antes de iniciar VNI em pacientes no pós-operatório, complicações cirúrgicas, como vazamento anastomótico ou sepse intra-abdominal, devem ser avaliadas; então, se o paciente for cooperativo e capaz de proteger via aérea, a VNI pode ser iniciada seguramente.

BIBLIOGRAFIA CONSULTADA

Arozullah AM, et al. Multifactorial risk index for predicting postoperative respiratory failure in men after major noncardiac surgery. The National Veterans Administration Surgical Quality Improvement Program: subtítulo do artigo. Annals of Surgery. 2000;232(2):242-53.

Barrera R, et al. Smoking and timing of cessation: impact on pulmonary complications after thoracotomy. Chest. 2005;127(6):1977-83.

Canet J, et al. Prediction of postoperative pulmonary complications in a population-based surgical cohort. Anesthesiology. 2010;113:1338-50.

Cassidy MR, et al. I COUGH: reducing postoperative pulmonary complications with a multidisciplinary patient care program. JAMA Surg. 2013;148(8):740-45.

Dindo D, Demartines N, Clavien PA. Classification of surgical complications: a new proposal with evaluation in a cohort of 6336 patients and results of a survey. Annals of Surgery. 2004;240(2):205-2013.

ESC/ESA Guidelines on non-cardiac surgery: cardiovascular assessment and management. European Heart Journal. 2014;35:2383-2431.

Faria DAS, et al. Noninvasive positive pressure ventilation for acute respiratory failure following upper abdominal surgery. Cochrane Database of Systematic Reviews. 2015. Issue 10. Art. No.: CD009134.

Fernandez-Bustamante A, et al. Postoperative pulmonary complications, early mortality, and hospital stay following noncardiothoracic surgery: a multicenter study by the perioperative research network investigators. JAMA Surg. 2017;52(2):157-66.

Gina – Global Strategy for Asthma Management and Prevention (2018 update). [2022 Out. 20]. Disponível em <https://ginasthma.org/download/832/>.

Gualandro DM, et al. III Diretriz de avaliação cardiovascular perioperatória da Sociedade Brasileira de Cardiologia. Arq Bras Cardiol. 109(3Supl.1):1-104.2017.

Lakshminarasimhachar A, Semetana GW. Preoperative evaluation estimation of pulmonary risk. Anesthesiology Clin. 2016;34:71-88.

Mills E, et al. Smoking cessation reduces post operative complications: a systematic review and meta-analysis. Am J Med. 2011;124(2):144-154.

Qaseem A, et al. Risk assessment for and strategies to reduce perioperative pulmonary complications for patients undergoing noncardiothoracic surgery: a guideline from the american college of physicians. Ann Intern Med. 2006;144:575-580.

Rochwerg B, et al. Official ERS/ATS clinical practice guidelines: noninvasive ventilation for acute respiratory failure. Eur Respir J. 2017;50:1602426.

Rock P, Passannante A. Preoperative assessment: pulmonary. Anesthesiology Clin N Am. 2004;22:77-91.

Sabate S, Mazo V, Canet J. Predicting postoperative complications: implications for outcomes and costs. Curr Opin Anesthesiol. 2014;27(2):201-09.

Shander A, et al. Clinical and economic burden of postoperative pulmonary complications: patient safety summit on definition, risk-reducing interventions, and preventive strategies. Crit Care Med. 2011;39(9):2163-72.

Smetana GW. Preoperative pulmonary evaluation. NEJM. 1999;340(12):937-44.

Smetana GW, Lawrence VA, Cornell JE. Preoperative pulmonary risk stratification for noncardiothoracic surgery: systematic review for the American College of Physicians. Ann Intern Med. 2006;144(8):581-95.

Su FW, et al. Low incidence of complications in asthmatic patients treated with preoperative corticosteroids. Allergy & Asthma Proceedings. 2004;25(5):327-33.

Touw HR, et al. Routine lung ultrasound to detect postoperative pulmonary complications following major abdominal surgery: a prospective observational feasibility study. Ultrasound J. 2019;11(1):20.

Wong J, et al. Short-term preoperative smoking cessation and postoperative complications: a systematic review and meta-analysis. Can J Anesth. 2012;59:268-79.

Woods BD, Sladen RN. Perioperative considerations for the patient with asthma. Br J Anaesth. 2009;103(Suppl. 1):i57-i65.

Nádia Rahmeh de Paula
Julia Baldon Scardini
Roberto Minoru Tanni Inoue
Daniele Cristina Cataneo
Diego A. Rios Queiróz

MANEJO PERIOPERATÓRIO PARA CIRURGIAS TORÁCICAS

Doenças pulmonares sobrepostas a outras doenças sistêmicas e com indicação de cirurgias torácicas podem elevar o risco cardiovascular, embora estejam mais associadas a complicações respiratórias no período pós-operatório e, assim, ao aumento de morbimortalidade. No entanto, é importante ressaltar que algumas entidades, como DPOC, hipertensão arterial pulmonar (HAP) e Síndrome da Hipoventilação associada à Obesidade (tríade de obesidade, hipoventilação pulmonar e distúrbio respiratório do sono), conferem, por si só, aumento do risco cardiovascular intraoperatório.

Estimativas apontam que cerca de um a cada dez pacientes submetidos a cirurgias não cardíacas será portador de DPOC, sendo a avaliação do volume expiratório forçado no primeiro segundo (VEF1) associada ao aumento de cerca de 30% de mortalidade cardiovascular e de 20% sobre o risco de eventos cardíacos não fatais a cada decréscimo de 10% de VEF1. Contudo, não há evidências que sustentem essas informações no período perioperatório. Ressalta-se, porém, importante impacto na morbimortalidade atribuída às complicações respiratórias por si só.

Apesar de classificados isoladamente como Síndrome da Apneia Obstrutiva do Sono (SAOS), hipoventilação pulmonar e obesidade, é possível afirmar que mais de 90% dos obesos sofrem de SAOS e hipoventilação pulmonar. Assim, a Síndrome da Hipoventilação associada à Obesidade (SHO) é caracterizada pela presença da tríade acima descrita e está presente em 7% a 23% dos candidatos a cirurgias bariátricas e até 3% do total de cirurgias. Portadores de SHO ou, ainda, obesidade e SAOS isoladas possuem maior risco de doenças cardiovasculares isquêmicas, insuficiência cardíaca, morte súbita, AVC etc., acrescentando, portanto, maior risco cardiovascular perioperatório.

Hipertensão pulmonar, definida como aumento de 25 mmHg na pressão média da artéria pulmonar aferida por cateterismo cardíaco direito, pode ser suspeitada por meio de exames como ecocardiograma transtorácico ou mesmo na presença de doença possível causadora, como tromboembolismo pulmonar crônico, doenças parenquimatosas pulmonares etc. Portadores de HP possuem notado aumento de risco perioperatório, com preditores principais sendo classe funcional NYHA > 3, cirurgias de risco intermediário ou alto, cor pulmonale e presença de tempo anestésico prolongado. A presença dessas condições leva as taxas de complicação e óbito perioperatório a orbitarem em 38% e 7%, respectivamente.

Quanto às cirurgias de ressecção pulmonar, ao longo dos anos a taxa de mortalidade vem melhorando, atualmente com valores de 1,6% a 2,3% para lobectomias e 3,7% a 6,7% para pneumectomias. Tal mudança deve-se ao grande avanço nos procedimentos cirúrgicos, com técnicas poupadoras de musculatura intercostal por exemplo, toracoscopia por vídeo, ressecção pulmonar guiada por robótica etc. Entretanto, a despeito do exposto, ainda é bastante significativa a morbimortalidade atribuída às cirurgias pulmonares de lobectomia ou pneumectomia, além de consideráveis alterações de função pulmonar após incisão e abertura da caixa torácica, justificando abordagem perioperatória otimizada e cautelosa.

Como avaliação de risco perioperatório pulmonar para pacientes submetidos a cirurgias torácicas, usa-se regularmente a realização da espirometria, por meio do VEF1 (volume expiratório final forçado no primeiro minuto), capaz de interpretar a capacidade pulmonar mecânica, sob a ótica da presença ou não de obstrução ao fluxo em vias aéreas e da capacidade de difusão de monóxido de carbono (CDMO), com análise da eficácia pulmonar relacionada às trocas gasosas. Estudos vêm evidenciando que o VEF1 e a CDMO tinham correlação pobre, sendo que até 40% dos pacientes com VEF1 maior que 80% possuem CDMO menor que 80% e, destes, 7% possui cálculo de capacidade de difusão de monóxido de carbono predito pós-operatório menor que 40%, agregando considerável morbimortalidade. Desta forma, *guidelines* atuais recomendam avaliação de rotina de ambos, bem como cálculo de seus valores preditos pós-operatórios, independentemente.

A incidência de complicações perioperatórias associadas às cirurgias torácicas têm sido amplamente relacionada ao cálculo do valor predito pós-operatório do VEF1 e CDMO (VEF1ppo e CDMOppo), ideais para predição de morbimortalidade pós-operatória, sendo consenso a obtenção desses valores para candidatos a ressecção pulmonar. Idealmente, o cálculo de VEF1ppo, especialmente em candidatos à pneumectomia, deve ser feito por meio de cintilografia de perfusão pulmonar. Contudo, Cerveri *et al.* demonstraram segurança por meio de fórmula possível de ser realizada à beira do leito e sem necessidade de exames adicionais. A seguir, encontra-se a representação de referido cálculo, devendo ser usado da mesma maneira para estimar CDMOppo.

$$VEF1ppo = \frac{VEF1\ pré\ X\ (1 - \{n^{\underline{o}}\ de\ segmentos\ removidos\ X\ 5{,}26\})}{100}$$

Sawabata N. *et al.* republicaram, em 2014, revisão sistemática e elaboração de diretrizes para a Associação Japonesa de Cirurgia Torácica quanto aos pacientes com câncer de pulmão para avaliação pré-operatória com proposta de ressecção pulmonar. Sugerem que o manejo dos pacientes descritos se inicie por avaliação cardiovascular e de função pulmonar com espirometria, que deverá avaliar VEF1 e capacidade de difusão de monóxido de carbono (CDMO). Colocam, ainda, cálculo desses valores preditos no pós-operatório, de forma que, se qualquer um desses valores for maior ou igual a 60% do previsto pós--operatório, trata-se de paciente de baixo risco para ressecção pulmonar anatômica, enquanto os demais (com valores abaixo de 60% do previsto) deverão ser submetidos a teste de esforço. Caso apresentem desempenho aceitável, ainda são considerados baixo risco. Concluem frisando a importância de avaliação cuidadosa, permitindo decisões adequadas por parte da equipe e paciente quanto à abordagem cirúrgica torácica.

O cálculo de ambos VEF1ppo e CDMO maiores de 60% do previsto está associado a baixo risco cardiopulmonar após ressecções pulmonares, incluindo pneumectomias, sendo que as recomendações atuais sugerem que todos os candidatos à ressecção pulmonar sejam avaliados quanto aos parâmetros supracitados.

Para pacientes cuja estimativa de VEF1ppo e CDMOppo traga valores entre 30% e 60% do previsto, indica-se a realização de teste de exercício para avaliação cardiopulmonar de baixa tecnologia, como o Teste da Escada (TE). Trata-se de excelente alternativa ao teste de exercício cardiopulmonar (TECP) pela ergoespirometria, considerado padrão-ouro para a determinação do consumo máximo de oxigênio durante exercício (principal variável na avaliação cardiopulmonar nesses pacientes). Destaca-se que o exame de ergoespirometria muitas vezes não está disponível na maioria dos serviços, especialmente relacionados ao sistema de saúde brasileiro.

Ainda que com a disponibilidade do aparelho e a possibilidade de obtenção de ergoespirometria, este exame necessita de equipe especializada, bem como a capacidade do paciente de realizá-lo, adaptar-se à máscara, além de significativo custo financeiro.

Neste contexto, em 2007, Cataneo DC e Cataneo AJM estudaram a determinação dos atributos do TE e sua acurácia em relação ao TECP por meio da análise de consumo máximo de O_2 pela ergoespirometria, padronizando a realização do exame, sendo os pacientes submetidos a subir 6 lances, 72 degraus e 12,16 metros de altura total de escadas, com tempo de subida cronometrado e incentivo realizado pelo examinador visando igualar o tempo. Evidenciou-se que aqueles pacientes capazes de subir 12 metros em menos de 40 segundos têm alta probabilidade de possuir consumo máximo de oxigênio durante exercício maior que 25 ml/kg/min, conferindo ótima capacidade cardiopulmonar e menor risco perioperatório, com o contrário sendo verdadeiro.

Posteriormente, em 2010, Cataneo DC *et al.* publicaram nova análise sobre acurácia do teste de seis minutos de caminhada e teste da escada, analisando variáveis de tempo e potência. Usada a realização de ergoespirometria com o consumo máximo de O_2 como padrão-ouro. Concluiu-se que, juntos, as variáveis de tempo do TE e o teste de seis minutos de caminhada conferem quase 100% de sensibilidade e especificidade, devendo ser realizados de rotina como alternativa à ergoespirometria e análise de consumo máximo de O_2.

Deve-se considerar caso a caso a preferência por um teste ou outro como, por exemplo, a presença de artropatia de joelhos limitando o teste da escada.

Desta forma, seguindo as recomendações atuais, pacientes com valor predito pós-operatório de VEF1 e CDMO menor que 60%, porém maior que 30%, deverão ser submetidos a teste de baixa tecnologia para avaliação cardiopulmonar. Sugerimos a junção do TE e teste de 6 minutos de caminhada.

Brunelli *et al.*, em estudo avaliando 160 candidatos a lobectomia, estabeleceu *cutoff* de 22 metros de subida com valor preditivo positivo de 86% para consumo máximo de O_2 de 15 ml/kg/min. Benzo e Sciurba, em 2010, também encontraram um valor de 400 metros sem sintomas no teste de 6 minutos de caminhada, correspondente a consumo máximo de O_2 15ml/kg/min.

Para aqueles pacientes com os valores preditos pós-operatórios menores de 30%, seja VEF1 ou CDMO, é fortemente recomendada a realização de ergoespirometria, se disponível, e posterior discussão sobre cirurgias menos invasivas ou até a não realização de procedimento operatório.

Assim, é de suma importância o manejo pré/peri e pós-operatório de pacientes submetidos à Cirurgia Torácica. Preparações pré-operatórias (como educação do paciente, cessação do tabagismo, avaliação da função pulmonar pré-operatória e manejo das vias aéreas e tratamento de infecções pulmonares), manejo intraoperatório (como, anestesia e manejo cirúrgico) e tratamento pós-operatório (como gerenciamento das vias aéreas pós--operatórias e reabilitação pulmonar, uso racional de analgésicos e ambulação precoce) certamente propiciam melhores desfechos clínicos.

A quarta edição das Diretrizes para o Diagnóstico e Tratamento da Doença Pulmonar Obstrutiva Crônica demonstra que a incidência de complicações pós-operatórias durante o período perioperatório poderia ser reduzida com a utilização de LABA ou LAMA em pacientes com câncer de pulmão e DPOC.

Apesar do *gap* de evidências e da fundamental necessidade de desenvolvimento de *guidelines* e estratégias para adequado manejo perioperatório pulmonar e para procedimentos de ressecção pulmonar, este trabalho levanta as evidências disponíveis até o momento e a avaliação de especialistas para unificar e otimizar medidas.

Segue o fluxograma sugerido para manejo de pacientes que serão submetidos a cirurgias torácicas.

Primeiro passo

Considerando que os pacientes já foram avaliados do ponto de vista cardiovascular, segue-se esse algoritmo para os pacientes que serão submetidos à ressecção pulmonar.

Segundo passo

Solicitar espirometria e capacidade de difusão de monóxido de carbono (CDMC). Realizar cálculo do valor predito pós-operatório de VEF1 e CDMO – VEF1ppo e CDMOppo (vide fórmula em algoritmo esquemático).

Terceiro passo

Pacientes com VEF1ppo e PPO CDMC maiores do que 60% do previsto são classificados como baixo risco e, por isso, encaminhados para realização do procedimento cirúrgico proposto sem avaliações adicionais.

Quarto passo

Pacientes com VEF1ppo ou CDMOppo com valor menor que 60% do previsto, mas AMBOS maiores que 30%. O paciente deverá ser encaminhado para realização do teste de escada ou 6 minutos de caminhada.

Quinto passo

Pacientes que foram capazes de subir mais de 22 metros (TE) ou andar mais de 400 metros (6 minutos de caminhada) assintomáticos, ainda são estratificados como baixo risco e poderão ser encaminhados ao procedimento cirúrgico.

Sexto passo

Avaliação dos pacientes com PPO VEF 1 ou CDMOppo menor que 30% do previsto E dos pacientes que não puderam subir 22 metros no teste da escada ou andar mais de 400 metros na prova de 6 minutos de caminhada. Encaminhar, à realização de TECP (por meio de ergoespirometria), sempre que disponível, para análise de volume de consumo máximo de O_2.

Na impossibilidade de realização de ergoespirometria, a análise de toda avaliação cardiopulmonar realizada até aqui deverá ser feita em conjunto pelas especialidades clínicas e cirúrgicas responsáveis pelo cuidado perioperatório.

Sétimo passo

Análise do TECP, por meio da ergoespirometria. Se o volume de consumo máximo de oxigênio (VO_2 máx.) for maior do que 20 ml/kg/min ou 75% do previsto, caracteriza-se ainda baixo risco e este paciente poderá ser encaminhado à cirurgia. Aqueles com resultados de VO_2 máx. de 10 a 20 ml/kg/min ou entre 35% e 75% do previsto são classificados como risco moderado e, por fim, pacientes com valores menores que 10 ml/kg/min ou 35% do previsto são estratificados como alto risco.

Indivíduos de risco moderado deverão ter seu caso discutido entre as especialidades, considerando doenças de base, tolerância ao exercício, extensão da ressecção programada etc. para decisão quanto à cirurgia. Já aqueles definidos como alto risco, por meio de discussão multidisciplinar, deverão ser abordados quanto à possibilidade de receber tratamento não cirúrgico ou mudança para proposta cirúrgica de menor proporção.

Solicitação de gasometria arterial

Primeiro passo

Solicitar para pacientes com IMC > 40, portadores de pneumopatia com oximetria periférica evidenciando Sat < 90 % e portadores ou com suspeita de doenças neuromusculares associadas a hipoventilação pulmonar. Se pO2 > 60 E pCO2 < 45, encaminhar para cirurgia sem avaliação adicional e, caso contrário, encaminhar para avaliação perioperatória pela equipe da Pneumologia.

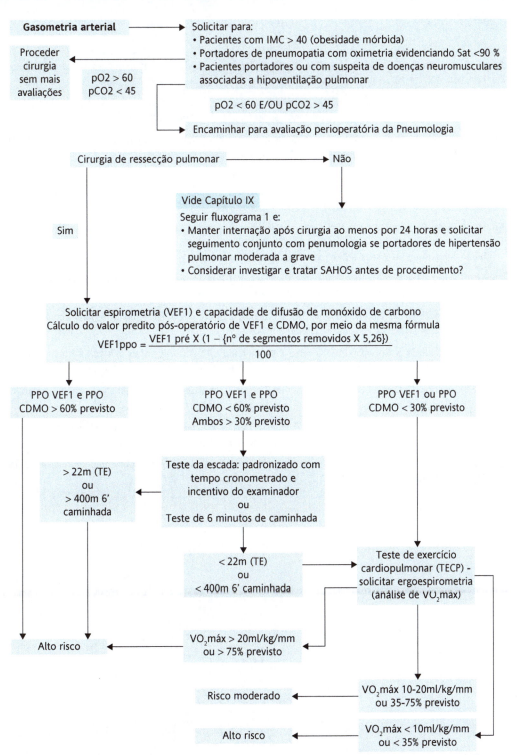

Figura 10.1 | Fluxograma para avaliação de risco pulmonar para cirurgias de ressecções pulmonares.
Fonte: Desenvolvida pela autoria.

BIBLIOGRAFIA CONSULTADA

Benzo RP, Sciurba FC. Oxygen consumption, shuttle walking test and the evaluation of lung resection. Respiration. 2010;80(1):19-23.

British Thoracic Society and Society of Cardiothoracic Surgeons of Great Britain and Ireland Working Party. Guidelines on the selection of patients with lung cancer for surgery. Thorax. 2001;56:89-108.

Brunelli A, Al Refai M, Monteverde M, Borri A, Salati M, Fianchini A. Stair climbing test predicts cardiopulmonar complications after lung resection. Chest. 2002;121(4):1106-10.

Brunelli A, Kim AW, Berger KI, Addrizzo-Harrys DJ. Physiologic evaluation of the patient with lung cancer being considered for resectional surgery: diagnosis and management of lung cancer, 3rd ed: American College of Chest Physicians evidence-based clinical practice guidelines. Chest. 2013;143(5):e166S-e190S.

Brunelli A, Refai MA, Salati M, Sabbatini A, Morgan-Hughes NJ, Rocco G. Carbon monoxide lung diffusion capacity improves risk stratification in patients without airflow limitation: evidence for systematic measurement before lung resection. Eur J Cardiothorac Surg. 2006;29(4):567-70.

Canet J, Gallart L, Gomar C, Paluzie G, Valle`s J, Castillo J et al. Prediction of postoperative pulmonary complications in a population-based surgical cohort. Anesthesiology. 2010;113(6):1338-50.

Cataneo DC, Cataneo AJM. Acurácia do teste de escada utilizando o consumo máximo de oxigênio como padrão-ouro. Jornal Brasileiro de Pneumologia. 2007;33(2)128-33.

Cataneo DC, Kobayasi S, Carvalho LR, Paccanaro RC, Cataneo AJM. Accuracy of six minute walk test, stair test and spirometry using maximal oxygen uptake as gold standard. Acta Cir Bras. 2010;25(2):194-200.

Cerveri I, Orlandoni G, Casali L, Zoia MC, Fulgoni P, Corsico A, et al. Lung cancer resection – the prediction of postsurgical outcomes should include long-term functional results. Chest. 2001;120:37-42.

Chau EH, Lam D, Wong J, Mokhlesi B, Chung F. Obesity hypoventilation syndrome: review of epidemiology, pathophysiology, and peri-operative considerations. Anesthesiology. 2012;117:188-205.

Choi H, Mazzone P. Preoperative evaluation of the patient with lung câncer being considered for lung resection. Curr Opin Anaesthesiol. 2015;28(1):18-25.

Damhuis RAM, Schütte PR. Resection rates and postoperative mortality in 7,899 patients with lung cancer. Eur Respir J. 1996;9(1):7-10.

Kristensen SD, Knuuti J, Saraste A, Anker S, Bøtker HE, Hert SD, et al. 2014 ESC/ESA Guidelines on non-cardiac surgery: cardiovascular assessment and management. European Heart Journal. 2014;35:2383-431.

Gao, Shugeng et al. Clinical guidelines on perioperative management strategies for enhanced recovery after lung surgery. Transl Lung Cancer Res. 2019;8(6):1174-87.

Kaw R, Pasupuleti V, Deshpande A, Hamieh T, Walker E, Minai OA. Pulmonary hypertension: an important predictor of outcomes in patients undergoing noncardiac surgery. Respir Med. 2011;105(4):619-24.

Melfi FM, Mussi A. Robotically assisted lobectomy: learning curve and complications. Thorac Surg Clin. 2008;18(3):289-95. vi-vii.

Paul S, Altorki NK, Sheng S, et al. Thoracoscopic lobectomy is associated with lower morbidity than open lobectomy: a propensity-matched analysis from the STS database. J Thorac Cardiovasc Surg. 2010;139(2):366-78.

Ramakrishna G, Sprung J, Ravi BS, Chandrasekaran K, McGoon MD. Impact of pulmonar hypertension on the outcomes of noncardiac surgery. J Am Coll Cardiol. 2005;45:1691-99.

Sawabata N, Nagayasu T, Kadota Y, Goto T, Horio H, Mori T, et al. Risk assessment of lung resection for lung cancer according to pulmonary function: republication of systematic review and proposals by guideline committee of the Japanese association for chest surgery 2014. Gen Thorac Cardiovasc Surg. 2015;63(1):14-21.

Sin DD, WuLL, Man SFP. The relationship between reduced lung function and cardiovascular mortality: A population-based study and a systematic review of the literature. Chest. 2005;127(6):1952-59.

Takegahara K, Usuda J, Inoue T, Ibi T, Sato A. Preoperative management using inhalation therapy for pulmonary complications in lung cancer patients with chronic obstructive pulmonary disease. Gen Thorac Cardiovasc Surg. 2017;65(7):388-91.

Tsubochi H, et al. Recommendations for perioperative management of lung câncer patients with comorbidities. Gen Thoracic Cardiovasc Surg. 2018;66(2):71-80.

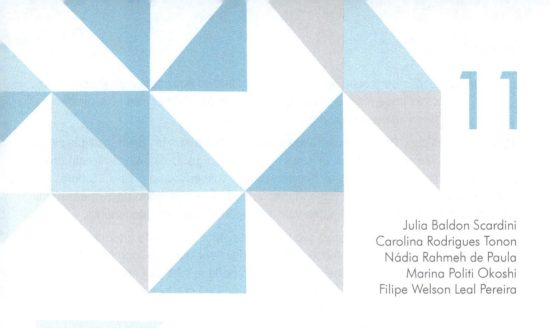

Julia Baldon Scardini
Carolina Rodrigues Tonon
Nádia Rahmeh de Paula
Marina Politi Okoshi
Filipe Welson Leal Pereira

AVALIAÇÃO E MANEJO DO PACIENTE COM DIABETES *MELLITUS*

Diabetes *mellitus* (DM) afeta cerca de 4,4% da população brasileira adulta, aumentando com a idade e chegando a mais de 19% em indivíduos idosos. Entre estes, apenas 11,6% e 46% dos portadores de diabetes *mellitus* tipo 1 (DM1) e tipo 2 (DM2), respectivamente, atingem os alvos de controle glicêmico recomendado (HbA1C menor que 7%). Neste contexto, apesar da ausência de evidências claras, muitas vezes a avaliação pré-operatória se torna oportunidade de diagnóstico, controle e educação sobre o DM.

No período pré-operatório, sugere-se avaliar o paciente diabético com medida de hemoglobina glicada (Hb1Ac) e monitorização glicêmica. Sabe-se que os valores de glicemia no perioperatório (do dia da cirurgia até o terceiro dia do pós-operatório) são mais importantes, sob ponto de vista prognóstico, do que a Hb1Ac. O alvo de controle glicêmico deve ser entre 140 e 180 mg/dL de glicemia para maioria dos pacientes e valores de hemoglobina glicada abaixo de 8% a 8,5%. Em caso de pacientes sob cuidados paliativos exclusivos, com múltiplas comorbidades ou existência de dificuldade de monitorização por parte da equipe de enfermagem, são aceitáveis alvos maiores (até 200 mg/dL). Não há evidência que indique suspensão de procedimento cirúrgico baseado nos valores de glicemia. Porém, cirurgias eletivas podem ser postergadas em caso de emergências hiperglicêmicas ou valores de glicemia acima de 300 mg/dL.

Para pacientes com DM tipo 2 em uso de medicações que não sejam insulina, estas medicações deverão ser suspensas 24 horas antes da cirurgia. Uma exceção a esta regra ocorre com os inibidores da SGLT-2, que devem ser suspensos com 72 a 96 horas de antecedência pelo risco de cetoacidose. As recomendações a respeito da suspensão da metformina variam desde 48 horas antes da cirurgia até no dia do procedimento.

Na prática, os medicamentos orais são suspensos no momento da internação hospitalar e substituídos por insulina. Atenção especial deve ser dada ao momento do jejum pré-operatório, cuja manutenção dos medicamentos pode resultar em episódios de hipoglicemia. A manutenção de metformina e inibidores de DPP-4 é segura durante a hospitalização perioperatória, de acordo com alguns estudos, porém não há benefícios desta prática sobre a estratégia de substituição por insulina.

A forma adequada de prescrição de insulina dependerá do suporte nutricional que será ofertado. Pacientes com alimentação via oral podem receber esquemas basal-bólus ou basal de insulina, com monitorização pré e pós-prandial. Pacientes em jejum pré-operatório devem ser adaptados a esquemas com uso de insulina basal e correções periódicas conforme tabelas de protocolo. Usuários de nutrição enteral ou parenteral podem manter uso de insulina basal com ajuste de insulinas rápidas a cada 4 a 6 horas ou até mesmo esquema de insulina regular diluída na própria nutrição parenteral. As doses iniciais devem ser 0,1 a 0,2 UI/kg/dia para insulina basal fixa ou 0,4 a 0,5 UI/kg/dia para basal-bólus. O ajuste de doses de insulina ao longo da internação deverá ser realizado de acordo com controle glicêmico pela equipe clínica assistente.

Para pacientes portadores de DM2 em tratamento domiciliar com insulina, as insulinas basais (NPH ou insulinas de ação longa) devem ter sua dose para 75% a 80% da dose na noite anterior e 50% na manhã da cirurgia. Insulinas prandiais (regular ou insulinas de ação ultra-rápida) devem ser aplicadas normalmente na noite anterior e suspensas na manhã da cirurgia. Usuários de bombas de insulina devem ter sua dose reduzida na manhã da cirurgia para 60% a 80% da dose basal, apesar de poucos estudos que confirmem esta estratégia.

Para pacientes sob uso de insulina, a Sociedade Brasileira de Cardiologia, em sua Terceira Diretriz Perioperatória, sugere iniciar aporte de glicose 5 a 10 g/h na manhã da cirurgia, realizando titulação conforme resultados de glicemia capilar (hemoglicoteste - HGT). O protocolo ERAS (*Enhanced Recovery After Surgery*) recomenda o uso de bebidas à base de carboidrato no pré-operatório de cirurgias em geral. Apesar disso, a maior parte dos estudos com uso desta estratégia excluiu pacientes diabéticos.

Pacientes com DM1 devem manter doses de insulinas de longa duração, inclusive no dia da cirurgia. Insulina NPH deve ser reduzida somente na manhã do procedimento para 50% da dose. Insulinas prandiais devem ser suspensas no dia do procedimento, enquanto paciente estiver em jejum. Usuários de bomba de insulina devem manter sua taxa basal de infusão.

Atenção especial deve ser fornecida aos pacientes sob risco de hipoglicemia. Indivíduos portadores de doenças renais agudas ou crônicas, doenças hepáticas, desnutrição ou em uso de medicamentos que podem potencializar os antidiabéticos orais (quinolonas, heparinas, sulfametoxazol-trimetropim ou beta-bloqueadores) devem ser monitorizados constantemente quanto a seus níveis glicêmicos.

Nesta obra, sugerimos o seguinte protocolo:

Primeiro passo (ambulatorial)

Checar valor de HbA1C e glicemias. Caso o paciente encontre-se fora do alvo, sugere-se postergar a cirurgia até controle glicêmico adequado, se cirurgia eletiva, com valores entre 140 e 180 mg/dL. Se não for factível atingir estas metas, sugere-se realizar o tratamento ambulatorial possível no momento e otimização do controle glicêmico durante a internação no período pré-operatório. Caso a glicemia do paciente encontre-se dentro dos alvos no ambulatório, prosseguir com cirurgia e demais passos durante internação.

Segundo passo (hospitalar)

Avaliar uso de hipoglicemiantes. Suspender medicações não insulina antes da cirurgia com antecedência de 72 horas para inibidores de SGLT2, 48 horas para metformina e 24 horas para as demais classes. Introduzir insulina conforme descrição no texto e protocolos locais. Retornar uso medicações após 24 a 48 horas do procedimento, a depender da estabilidade clínica e suporte nutricional do paciente.

Terceiro passo

Avaliar uso de insulina. Usuários de insulina NPH deverão receber metade de sua dose habitual caso a programação seja de cirurgia pela manhã, ou um terço da dose caso o procedimento seja à tarde. Usuários de detemir, glargina ou degludeca receberão metade da dose no dia do procedimento e aqueles em uso de insulinas rápida ou ultrarrápida terão suas doses fixas suspensas, substituindo-as por esquemas de correção de hiperglicemia conforme protocolo local. Estas medidas poderão ser individualizadas, a depender das características clínicas do paciente.

Quarto passo

Avaliar a necessidade de jejum. Pacientes insulinodependentes, enquanto em jejum, deverão receber aporte endovenoso de glicose com 1000 ml de soro glicosado a 5% a cada doze horas, além do esquema terapêutico de insulina utilizado.

Quinto passo

Monitorização da glicemia capilar. Aferir HGT a cada 4 horas se paciente em jejum, em uso de dieta enteral contínua ou parenteral. Aferir nos períodos pré-prandiais e às 22 horas, caso dieta via oral ou enteral intermitente. Manter glicemia capilar entre 140 e 180 mg/dl, com uso de insulina regular subcutânea conforme protocolos locais. Diante da dificuldade de controle, deve-se realizar manejo agressivo da glicemia durante a internação, com uso de infusões endovenosas contínuas de insulina. Esta estratégia é mais segura em ambientes de cuidados intensivos ou semi-intensivos. Na impossibilidade do uso desta estratégia, o manejo deverá ser individualizado, considerando potenciais riscos e benefícios da cirurgia, com otimização do cuidado no pós-operatório.

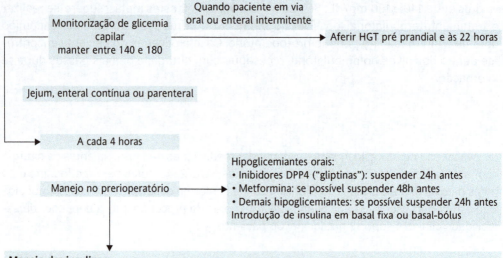

Manejo das insulinas:
- NHP: manter doses até o dia anterior. No dia do procedimento 1/2 dose se manhã, 1/3 da dose se a tarde
- Detemir, glargina ou degludeca: manter dose até o dia anterior. No dia do procedimento 1/2 dose
- Rápida ou ultrarrápida: suspender doses fixas e fazer conforme glicemia capilar

Sempre que o paciente estiver em jejum:
- Considerando manejo de insulinas e hipoglicemiantes descrito acima, manter aporte de glicose com:
- Glicose 5 a 10g/h iniciada na manhã da cirurgia e suspensa assim que liberada dieta. Por exemplo SG5% 500ml + 1 ampola SG50% em 6 horas

Figura 11.1 | Fluxograma para decisão e manejo do paciente com Diabetes Mellitus.
Fonte: Desenvolvida pela autoria.

BIBLIOGRAFIA CONSULTADA

American Diabetes Association Professional Practice Committee, Draznin B, Aroda VR, Bakris G, Benson G, Brown FM, et al. 9. Pharmacologic approaches to glycemic treatment: standards of medical care in diabetes – 2022. Diabetes Care. 2022;45(1):S125-43.

American Diabetes Association Professional Practice Committee, Draznin B, Aroda VR, Bakris G, Benson G, Brown FM, et al. 16. Diabetes Care in the Hospital: Standards of Medical Care in Diabetes – 2022. Diabetes Care. 2022;45(1):S244-53.

Bailey CJ, Turner RC, Wood AJJ (org). Metformin. N Engl J Med.1996;334(9):574–9.

Cheisson G, Jacqueminet S, Cosson E, Ichai C, Leguerrier AM, Nicolescu-Catargi B, et al. Perioperative management of adult diabetic patients. Preoperative period. Anaesth Crit Care Pain Med. 2018;37(1):S9–19.

Coutinho WF, Silva Júnior WS. Diabetes care in Brazil. Ann Glob Health. 2015;81(6):735-41.

Duncan BB, Cousin E, Naghavi M, Afshin A, França EB, Passos VM de A, et al. The burden of diabetes and hyperglycemia in Brazil: a global burden of disease study 2017. Popul Health Metr. 2020;18(1):9.

Grant B, Chowdhury TA. New guidance on the perioperative management of diabetes. Clin Med. 2022;22(1):41-4.

Gualandro D, Yu P, Caramelli B, Marques A, Calderaro D, Fornari L, et al. 3rd Guideline for Perioperative Cardiovascular Evaluation of the Brazilian Society of Cardiology. Arq Bras Cardiol. 2017;109(3)1-104.

Himes CP, Ganesh R, Wight EC, Simha V, Liebow M. Perioperative evaluation and management of endocrine disorders. Mayo Clin Proc. 2020;95(12):2760-74.

Kuzulugil D, Papeix G, Luu J, Kerridge RK. Recent advances in diabetes treatments and their perioperative implications. Curr Opin Anaesthesiol. 2019;32(3):398-404.

McCulloch A, Bansiya V, Woodward JM. Addition of insulin to parenteral nutrition for control of hyperglycemia. J Parenter Enter Nutr. 2018;42(5):846-54. doi:10.1177/0148607117722750.

Palermo NE, Garg R. Perioperative management of diabetes mellitus: novel approaches. Curr Diab Rep. 2019;19(4):14.

Pasquel FJ, Lansang MC, Dhatariya K, Umpierrez GE. Management of diabetes and hyperglycaemia in the hospital. Lancet Diabetes Endocrinol. 2021;9(3):174-88.

Williams G. Management of non-insulin-dependent diabetes mellitus. The Lancet.1994;343(8889):95-100.

12

Vinícius Padovesi
Nádia Rahmeh de Paula
Bertha Furlan Polegato
Sérgio Alberto Rupp de Paiva
Filipe Welson Leal Pereira

USO DE CORTICOIDE E PREVENÇÃO DE CRISE ADRENAL NO PERIOPERATÓRIO

O cortisol é o principal glicocorticoide em seres humanos, que atua no metabolismo dos nutrientes, balanço hídrico e eletrolítico e em reações anti-inflamatórias. Durante o estresse cirúrgico, há aumento fisiológico e proporcionado na produção do hormônio adrenocorticotrófico (ACTH) e, consequentemente, do cortisol, o que consiste em importante mecanismo adaptativo. Em cirurgias sem intercorrências, o aumento de cortisol, adrenalina e noradrenalina tendem a se normalizar em 24 a 48 horas, sendo esta elevação fisiológica proporcional ao grau de estresse causado pelo procedimento.

Diante da redução da atividade do eixo hipotálamo-hipófise-adrenal (HHA), seja por patologias que acometem alguma dessas estruturas, seja induzido por medicamento, a resposta ao estresse cirúrgico pode não ocorrer, de modo a precipitar quadro grave conhecido como crise adrenal. Por isso, reconhecer pacientes de risco para crise adrenal se torna fundamental para redução do risco perioperatório. Entre esses pacientes, dois subgrupos apresentam maior risco reconhecidamente: os portadores conhecidos de insuficiência adrenal (IA) e os usuários crônicos de corticoide.

A insuficiência adrenal pode ter causas primárias (comprometimento adrenal) ou secundárias (comprometimento hipofisário ou hipotalâmico). Apesar da necessidade de reposição de mineralocorticoides nas IA primárias, a profilaxia e o tratamento de crise adrenal geralmente é semelhante em ambas situações.

O uso crônico de corticoide é uma situação comum na prática clínica. Apesar disso, apresenta diversas incertezas em seu manejo perioperatório. Não está claro na literatura o tempo de uso necessário para induzir a supressão do eixo HHA. A maior parte das referências descreve risco em uso de doses diárias iguais ou maiores de 5 mg de prednisona (ou equivalente) por 3 a 4 semanas. Pacientes com uso recente de corticoide, apesar de já terem interrompido, ainda podem apresentar supressão do eixo, da mesma forma como usuários de corticoide inalatório ou tópico. Em casos de dúvida, é possível a realização de testes dinâmicos, por parte da equipe clínica, para diagnóstico de insuficiência adrenal. Em outro extremo, pacientes com síndrome de Cushing induzida pelo uso de corticoide são considerados de alto risco e devem receber profilaxia.

A dose de corticoide utilizada de modo profilático também não é estabelecida de modo definitivo, assim como a forma de desmame. As principais recomendações sugerem uso de hidrocortisona na dose de 100 mg na indução anestésica, seguido de 200 mg em infusão contínua por 24 horas (que pode ser feito com 50 mg a cada 6 horas de modo intermitente). No prazo de 24 a 48 horas, seria possível a transição para formulações via oral em pacientes com capacidade de usar o trato gastrointestinal. Em caso de cirurgias com menor estresse cirúrgico, pode-se utilizar doses menores de corticoide. Mesmo para grandes cirurgias, evidências recentes apontam para uma possibilidade de uso em menor quantidade.

Situações específicas, como em casos de portadores de tuberculose ou micoses sistêmicas, assim como neoplasias, com risco de contaminação ou metástases para adrenal, devem ser avaliadas de modo específico, na presença de sintomas. Em usuários crônicos de opioides, deve-se também atentar para o risco de hipocortisolismo induzido por estas drogas.

Primeiro passo

Identificar pacientes com insuficiência adrenal ou presença de sintomas e fatores de risco.

Quadro 12.1 | Principais fatores de risco para o desenvolvimento de insuficiência adrenal pós operatória

- Portadores de TU hipofisários
- Irradiação ou procedimentos prévios na hipófise
- Adrenalectomia bilateral ou unilateral com a outra comprometida (seja procedimento anterior ou a proposta de ato cirúrgico atual)
- Portadores de doenças autoimunes, como DM1, tireoidite de HAshimoto, Vitiligo, hipoparatireoidismo, falência ovariana ou testicular primárias e síndrome poliglandular autoimune
- Infecções crônicas, como tuberculose ou micoses sistêmicas

Fonte: Desenvolvida pela autoria.

Avaliar ainda a presença de sinais e sintomas de insuficiência adrenal no intre ou pós operatório, como hipotensão ou choque não explicado ou refratário a volume e drogas, discrepância entre a gravidade da doença e o estado do paciente, febre alta sem causa aparente ou que não responde à terapia medicamentosa, hipoglicemias sem causa aparente ou náuseas e vômitos refratários. Identificados sinais e sintomas na presença de fatores de risco, deverá ser realizada investigação para insuficiência adrenal. Usuários crônicos de corticoides serão abordados no próximo passo, pois também são importante fator de risco.

Segundo passo

Identificar usuários crônicos de corticoides (prednisona acima de 5 mg por mais de 21 dias, ou acima de 7,5 mg por mais de 14 dias ou dose equivalente de outro corticoide). Em caso positivo, avaliar quanto ao porte cirúrgico e consequente estresse metabólico para guiar dose aporte de corticoide (ver fluxograma esquemático).

Sintomas sugestivos: hipotensão e choque (pode ser resistente a vasopressores), fraqueza, fadiga, náuseas, vômitos, depressão, distúrbios eletrolíticos (hipercalcemia, hipercalemia e hiponatremia), hipoglicemia, febre e escurecimento da pele.

+

Fatores de risco para insuficiência adrenal:
• Diagnóstico prévio de insuficiência adrenal
• Tumores hipofisários, irradiação ou intervenções prévias de hipófise
• Adrenalectomia bilateral ou unilateral com outra comprometida (prévias ou propostas para ato cirúrgico atual)
• Usuários crônicos de corticoides (prednisona acima de 5mg por mais de 21dias ou acima de 7,5mg por mais de 14 dias ou equivalente)
• Portadores de doenças auto imunes (diabetes mellitus tipo 1, tireoidite de Hashimoto, vitiligo, hipoparatireoidismo, falência ovariana ou testicular primárias, síndrome poliglandular autoimune)

Solicitar avaliação da endocrinologia

Se forte suspeita clínica ainda que em paciente sem uso prévio de corticóide, mas com sinais de instabilidade, coletar cortisol basal sérico (entre 8 e 9 horas da manhã), aplicar empiricamente reposição com hidrocortisona 100mg EV e expansão volêmica até avaliação da Endocrinologia para auxílio no manejo diagnóstico e terapêutico.

Se uso crônico de corticóide (prednisona acima de 5 mg por mais de 21 dias ou acima de 7,5mg por mais de 14 dias ou equivalente).

Realizar 100 mg Hidrocortisona EV na indução anestésica

Se recuperação rápida → Manter Hidrocortisona EV 200 mg em 24 horas ou 50mg 6/6 horas

Se recuperação estendida/prolongada → Interromper Hidrocortisona EV. Introduzir corticóide VO no dobro da dose utilizada previamente por 24 horas

Paciente portador insuficiência adrenal crônica → Sempre realizar mais 50mg de hidrocortisona EV de 6/6 horas de hidrocortisona nas 24 horas após procedimento cirúrgico

Fluxograma 12.1 | Avaliação de risco e manejo da insuficiência adrenal no perioperatório.

Fonte: Desenvolvida pela autoria.

Terceiro passo

Todo paciente com forte suspeita de insuficiência adrenal e instabilidade hemodinâmica, ainda que não seja usuário crônico de corticoide, deverá ter coleta de cortisol sérico basal, entre as 8 horas e 9 horas. Atenção especial deve ser dada àqueles que interromperam recentemente o uso crônico de corticoide (menos que 6 a 12 meses). Em seguida, deverá receber 100 mg de hidrocortisona e expansão volêmica até que seja definida melhor estratégia diagnóstica e terapêutica.

BIBLIOGRAFIA CONSULTADA

Arafah BM. Perioperative Glucocorticoid Therapy for Patients with Adrenal Insufficiency: Dosing Based on Pharmacokinetic Data. J Clin Endocrinol Metab.2020;105(3):e753–61.

Gualandro D, Yu P, Caramelli B, Marques A, Calderaro D, Fornari L, et al. 3rd GUIDELINE FOR PERIOPERATIVE CARDIOVASCULAR EVALUATION OF THE BRAZILIAN SOCIETY OF CARDIOLOGY. Arq Bras Cardiol [Internet]. 2017 [citado 19 de abril de 2022];109(3). Disponível em: https://www.scielo.br/scielo.php?script=sci_arttext&pid=S0066-782X2017001200001

Himes CP, Ganesh R, Wight EC, Simha V, Liebow M. Perioperative Evaluation and Management of Endocrine Disorders. Mayo Clin Proc.2020;95(12):2760–74.

Husebye ES, Pearce SH, Krone NP, Kämpe O. Adrenal insufficiency. The Lancet.2021;397(10274):613–29.

Li T, Donegan D, Hooten WM, Bancos I. Clinical Presentation and Outcomes of Opioid-Induced Adrenal Insufficiency. Endocr Pract.2020;26(11):1291–7.

Rushworth RL, Torpy DJ, Falhammar H. Adrenal Crisis. Ingelfinger JR, organizador. N Engl J Med.2019;381(9):852–61.

Seo KH. Perioperative glucocorticoid management based on current evidence. Anesth Pain Med.2021;16(1):8–15.

Tanaka S, Abe M, Kohno G, Kushimoto M, Ikeda J, Ogawa K, et al. A Single Episode of Hypoglycemia as a Possible Early Warning Sign of Adrenal Insufficiency. Ther Clin Risk Manag.2020;16:147–53.

Udelsman R, Norton JA, Jelenich SE, Goldstein DS, Linehan WM, Loriaux DL, et al. Responses of the Hypothalamic-Pituitary-Adrenal and Renin-Angiotensin Axes and the Sympathetic System During Controlled Surgical and Anesthetic Stress. J Clin Endocrinol Metab.1987;64(5):986–94.

Woodcock T, Barker P, Daniel S, Fletcher S, Wass JAH, Tomlinson JW, et al. Guidelines for the management of glucocorticoids during the peri-operative period for patients with adrenal insufficiency: Guidelines from the Association of Anaesthetists, the Royal College of Physicians and the Society for Endocrinology UK. Anaesthesia.2020;75(5):654–63.

13

Julia Baldon Scardini
Nádia Rahmeh de Paula
Danilo Martins
Marcos Ferreira Minicucci
Daniela Ponce

AVALIAÇÃO E MANEJO DO DOENTE RENAL CRÔNICO E PREVENÇÃO DE LESÃO RENAL AGUDA

Destaque deve ser dado ao cuidado renal no período perioperatório, já que, especialmente, mas não apenas nesse momento, a presença de doença renal crônica (DRC) é fator de risco cardiovascular isolado, independentemente da associação com diabetes melito (DM) e hipertensão arterial sistêmica (HAS), por exemplo. É sabido, ainda, que a ocorrência de lesão renal aguda (LRA) neste cenário reduz de forma significativa a sobrevida de pacientes, mesmo que possuam função renal basal normal. A depender do tipo de cirurgia, a mortalidade associada a ocorrência de LRA chega a 50%.

Neste contexto, é importante identificar quais pacientes apresentam maiores chances de desenvolver lesão renal no período perioperatório para realizar uma abordagem preventiva, embora este processo ainda seja desafiador nos dias atuais. Um estudo de Khetherpal *et al.* identificou alguns fatores de risco importantes para o desenvolvimento de lesão renal perioperatória (ver Tabela 13.1). Pacientes com seis ou mais desses fatores apresentam uma incidência de LRA de quase 10% e mortalidade oito vezes maior do que aqueles sem injúria renal.

Tabela 13.1 | Fatores de risco para desenvolvimento de LRA perioperatória

Fatores de risco
• Idade maior que 56 anos
• Sexo masculino
• Portadores de insuficiência cardíaca (IC)
• Ascite
• Hipertensão arterial (HAS)
• Cirurgia de emergência
• Cirurgia intraperitoneal
• Elevação prévia de creatinina (>1,2 mg/dl)
• Diabetes *mellitus* (DM)

Fonte: Adaptada de Kheterpal S et al. Predictors of postoperative renal failure after non-cardiac surgery in patients with previously normal renal function. Anesthesiology. 2007.

Nefropatia induzida por contraste

Estimativas apontam que uma das causas mais frequentes de LRA em pacientes hospitalizados é a administração de contraste iodado durante intervenção diagnóstica ou terapêutica, apesar de estudos recentes sugerirem que há uma superestimação destes casos. Considerando-se a maior indicação do uso de contraste durante tempo perioperatório, faz-se imprescindível a adoção de estratégias que visam reduzir a chamada nefropatia induzida por contraste.

Nefropatia induzida por contraste (NIC) é definida como o aumento de 0,3 mg/dl de creatinina após 48 horas da administração de contraste endovenoso ou via arterial. Ocorre em mais de 15% dos pacientes submetidos ao contraste e portadores prévios de algum grau de doença renal. Embora a entidade seja autolimitada com retorno da função renal ao normal em até sete dias, em parte dessa população (até 12% dos casos), pode ocorrer perda definitiva de função renal e consequente aumento de morbimortalidade.

Identificados os principais fatores de risco para NIC (ver Tabela 13.2), as evidências mais sólidas apontam como estratégias eficazes o uso de contraste de baixa osmolaridade ou isosmolar; a redução ao máximo do volume de contraste aplicado e hidratação com solução salina antes do procedimento/exame. É possível considerar, ainda, o uso de bicarbonato de sódio.

Manejo e prevenção de lesão renal aguda perioperatória

A otimização dos fatores de risco modificáveis para LRA, como anemia e hipovolemia, é atualmente considerada como a melhor opção para sua prevenção. Vale destacar que o uso de medicamentos bloqueadores do sistema renina-angiotensina-aldosterona, como inibidores da enzima conversora de angiotensina (IECA) e bloqueadores de receptor de angiotensina II (BRA) no período perioperatório está associado a maior incidência de hipotensão e LRA. Deve-se considerar, portanto, a suspensão destes medicamentos a depender dos riscos do paciente a depender dos riscos do paciente para LRA e da indicação prévia ao uso das medicações citadas.

Apesar dos dados conflitantes, o manitol ainda é usado na prática clínica para prevenção da LRA pós-operatória. Em um estudo retrospectivo em cirurgia aórtica abdominal aberta com fixação suprarrenal, o manitol foi identificado como um potencial fator renoprotetor. Todavia, não há evidências para outros tipos de procedimentos cirúrgicos.

Evidências demonstraram que a hiperuricemia pré-operatória é um fator de risco potencial para o desenvolvimento de LRA. Tal observação sugere que o tratamento pré-operatório de hiperuricemia poderia impedir o desenvolvimento de LRA em indivíduos hiperuricêmicos. No entanto, ainda faltam dados que sustentem esta prática rotineiramente.

Segue sugestão para avaliação e manejo renal:

Primeiro passo

Identificar os fatores de risco para desenvolvimento de LRA no período perioperatório (ver Tabela 13.1). Na presença de qualquer um dos fatores de risco, deve-se monitorar os níveis séricos de creatinina durante todo o período perioperatório, inicialmente a cada dois dias (ou menos, se necessário); evitar medicações nefrotóxicas (como antibióticos, anti-inflamatórios não hormonais etc); buscar rigorosamente a euvolemia do doente e evitar hipotensão, ainda que por curto período de tempo. Na presença de anemia significativa associada a sinais de hipoperfusão tecidual, considerar suporte transfusional.

Segundo passo

Identificar pacientes já com diagnóstico de DRC ou aqueles com fatores de risco para realização de exames e confirmação diagnóstica. O cálculo de *clearance* de creatinina (ClCr) deverá ser realizado pelas fórmulas de CKD-EPI ou MDRD. Na presença de ClCr ou taxa de filtração glomerular (TFG) igual ou maior que 30 ml/min/m^2, seguir o primeiro passo. Em contrapartida, para pacientes com ClCr ou TFG menor que 30 ml/min/m^2 ou transplantados renais, além das orientações acima, deverá ser chamada a equipe da Nefrologia, durante internação, para seguimento conjunto no perioperatório.

Terceiro passo

Avaliar a possibilidade de nefropatia induzida por contraste. Identificar fatores de risco (ver Tabela 13.2) e, na ausência de qualquer fator, proceder com a realização do exame sem medida adicional. Caso seja identificada qualquer situação de risco, prosseguir ao próximo passo.

Tabela 13.2 | Fatores de risco para desenvolvimento de NIC

Fatores de risco
• Idade maior que 75 anos
• Anemia
• Portadores de DM
• Portadores de IC de fração de ejeção reduzida
• Doença renal crônica (DRC) com *clearance* de creatinina menor que 60 ml/min/m²
• Balão intra-aórtico
• Hipotensão

Fonte: Desenvolvida pela autoria.

Quarto passo

Solicitar creatinina sérica e calcular (pela fórmula CKD-EPI ou MDRD) a TFG. TFG maior que 60 ml/min/m²: realizar procedimento/exame contrastado apenas com orientações de hidratação via oral no dia anterior; TFG entre 30 e 60 ml/min/m²: ponderar risco *versus* benefício, hidratação com NaCl a 0,9% (ou NaHCO3 em pacientes com baixa tolerância ao volume e urgência na realização do exame); TFG menor que 30 ml/min/m²: considerar fortemente a não utilização de contraste e, caso necessário, seguir orientações para pacientes com TFG entre 30 e 60 ml/min/m².

Identificar fatores de risco para LRA (ver Tabela 13.1)

Na presença de qualquer fator de risco:
• Monitorar dosagem de creatinina e eletrólitos séricos a cada um a dois dias durante o período perioperatório
• Manter paciente euvolêmico
• Evitar hipotensão
• Suspender uso de IECA/BRA se, e somente se, o uso tiver sido indicado **apenas** por HAS
• Evitar medicações nefrotóxicas (tais como anfotericina, anti-inflamatórios não esteroidais (AINEs), aminoglicosídeos, vancomicina - se uso, realizar controle com dosagem sérica de vancocinemia)
• Considerar hemotransfusão se anemia e sinais de hipoperfusão tecidual

Fluxograma 13.1 | Manejo preventivo de LRA perioperatória.

Fonte: Desenvolvido pela autoria.

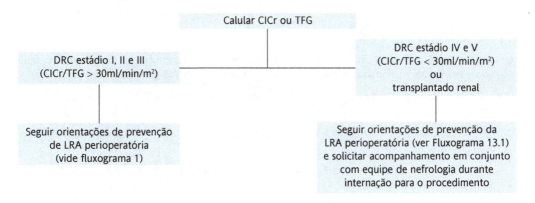

Fluxograma 13.2 | Manejo perioperatório de pacientes com DRC.

Fonte: Desenvolvido pela autora.

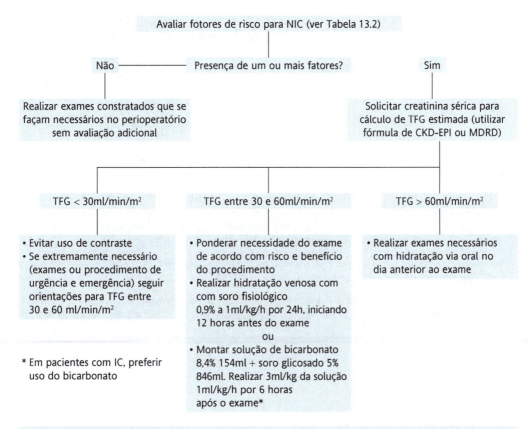

Fluxograma 13.3 | Manejo e prevenção de NIC.

Fonte: Desenvolvido pela autora.

BIBLIOGRAFIA CONSULTADA

Bihorac A, Yavas S, Subbiah S, Hobson CE, Schold JD, Gabrielli A et al. Long-term risk of mortality and acute kidney injury during hospitalization after major surgery. Ann Surg 2009;249:851–858.

Chertow GM, Lazarus JM, Christiansen CL, Cook EF, Hammermeister KE, Grove F, et al. Preoperative renal risk stratification. Circulation. 1997;95(4):878-84.

Cole SP. Stratification and risk reduction of perioperative acute kidney injury: an update. *Anesthesiol Clin* 2018;36(4):539-551.

Cruz DN, Goh CY, Marenzi G, Corradi V, Ronco C, Perazella MA. Renal replacement therapies for prevention of radiocontrast-induced nephropathy: a systematic review. Am J Med 2012;125:p66–78.e3.

Jang JS, Jin HY, Seo JS, Yang TH, Kim DK, Kim TH et al. Sodium bicarbonate therapy for the prevention of contrast-induced acute kidney injury—a systematic review and meta-analysis. Circ J 2012;76:2255–2265.

KDIGO Clinical Practice Guideline for Acute Kidney Injury. In: Kidney Int Suppl., 2012:2(suppl.2):1–138.

Kheterpal S, Tremper KK, Heung M, Rosenberg AL, Englesbe M, Shanks AM et al. Development and validation of an acute kidney injury risk index for patients undergoing general surgery: results from a national data set. Anesthesiology 2009;110: 505–515.

Kheterpal S, Tremper KK, Englesbe MJ, O'Reilly M, Shanks AM, Fetterman DM, Rosenberg AL, Swartz RD. Predictors of postoperative renal failure after non-cardiac surgery in patients with previously normal renal function. Anesthesiology. 2007; 107 :892-902. doi: 10.1097/01.anes.0000290588.29668.38.

Lima EQ, Dirce MT, Castro I, Yu L. Mortality risk factors and validation of severity scoring systems in critically ill patients with acute renal failure. Ren Fail. 2005;27(5):547-56.

McCullough PA, Soman SS. Contrast-induced nephropathy. Crit Care Clin 2005;21:261–80.10 - Mehran R, Dangas GD, Weisbord SD. Contrast-associated acute kidney injury. *N Engl J Med* 2019;380(22):2146-2155.

Nielson E, Hennrikus E, Lehman E, Mets B. Angiotensin axis blockade, hypotension, and acute kidney injury in elective major ortopedic surgery. J Hosp Med 2014;9(5):283-288.12 - Nishimoto M, Murashima M, Kokubu M, Matsui M, Eriguchi M, Samejima KI et al. External validation of a prediction model for acute kidney injury following noncardiac surgery. JAMA Netw Open 2021;4(10):e2127362.

Waskowski J, Pfortmueller CA, Erdoes G, et al. Mannitol for the Prevention of Peri-Operative Acute Kidney Injury: A Systematic Review. Eur J Vasc Endovasc Surg. 2019;58(1):130-140.

Watanabe, Shinichiro et al. "Influence of hyperuricemia treatment on postoperative acute kidney injury among hyperuricemia patients: a single-center retrospective database analysis." BMC research notes vol. 12,1 756. 21 Nov. 2019.

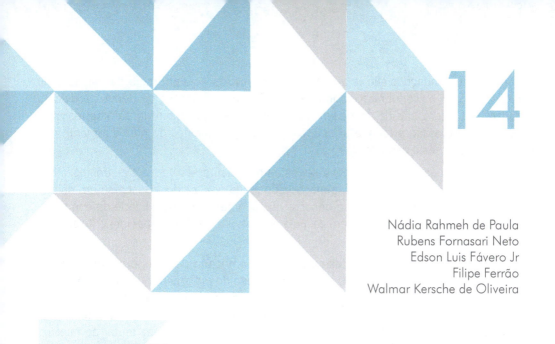

Nádia Rahmeh de Paula
Rubens Fornasari Neto
Edson Luis Fávero Jr
Filipe Ferrão
Walmar Kersche de Oliveira

MANEJO DE FLUIDOTERAPIA NO PERIOPERATÓRIO

O manejo perioperatório de fluidos segue como um tema de grande debate. Tanto a hipovolemia quanto a sobrecarga volêmica são causadores de pior desfecho pós-operatório. Atualmente, o conceito de terapia direcionada por metas é preferível ao de prescrição rígida de fluidos para todos os pacientes. Todavia, a avaliação volêmica, de perfusão e oxigenação desses indivíduos, segue sendo de difícil acesso e uniformização.

É importante diferenciar o manejo de fluidos em dois aspectos: a ressuscitação volêmica na presença de perdas, sejam insensíveis ou sangramentos, por exemplo, e a manutenção, quando o paciente não é capaz de se alimentar e hidratar por vias fisiológicas (oral), muito comum no período perioperatório.

Quanto à reposição de fluidos ou ressuscitação, tanto a escolha da solução (dependente da perda e características do paciente, como função renal, capacidade de concentração de sódio na urina e presença ou não de choque, por exemplo, já que permanece incerto o uso de cristaloides ou coloides nesse contexto), quanto a quantidade (atualmente, as melhores recomendações são terapia baseada em metas, seja por meio da avaliação de delta pressão de pulso, ultrassonografia *point of care* com análise de débito cardíaco e variação de compressão de veia cava, por exemplo, seja por meio de parâmetros mais simples como pressão arterial e frequência cardíaca) e medidas de monitoramento não serão discutidas neste capítulo.

No período perioperatório, objetiva-se restaurar e manter a volemia e eletrólitos, assegurando a circulação eficaz e a oxigenação adequada aos tecidos. Busca-se um estado próximo ao fisiológico, enquanto se observa rigorosamente a possibilidade de complicações relacionadas à reposição volêmica. Falaremos neste capítulo especialmente sobre a terapia de manutenção.

Neste contexto, muitos pacientes permanecem em jejum por tempo prolongado, havendo uma "tradição" do seu início após a meia-noite do dia anterior à cirurgia. As recomendações atuais são jejum de 6 horas para alimentos sólidos e líquidos particulados e 2 horas para líquidos não particulados, previamente ao procedimento. Para alimentos gordurosos e carne vermelha, o jejum deverá ser de 8 horas. Deve-se tentar ao máximo evitar períodos de jejum desnecessários.

É fundamental conhecer o conteúdo dos cristaloides disponíveis, sendo que a maioria dos pacientes em jejum no período perioperatório deverá receber água e sódio. É importante ressaltar que a capacidade de excreção de sódio de um adulto hígido é de 100 mmol por dia. Ocasionalmente, este paciente poderá receber glicose e outros eletrólitos, de preferência dados em soluções iso-osmolares.

A solução de cloreto de sódio a 0,9% (NaCl), conhecida como "soro fisiológico" ou solução salina possui 154 mmol/l de sódio e de cloreto. O excesso de solução salina gera sobrecarga destes eletrólitos, resultando, por exemplo, em acidose hiperclorêmica, que aumenta a morbimortalidade e lesão renal.

A acidose hiperclorêmica associada à infusão de NaCl 0,9% ocorre em consequência dessa solução possuir uma diferença entre íons fortes praticamente de zero (154 mmol/l de cada íon). Sabe-se que a chamada "diferença de íons fortes" consiste em importante sistema tampão sanguíneo, devendo ser em torno de 40 mEq/L em indivíduos saudáveis. Quando se administra uma solução cuja diferença de íons fortes é menor que 40, observa-se uma acidose metabólica.

Por outro lado, o uso de solução com diferença de íons fortes mais próxima do fisiológico como Plasma-Lyte 148, Solução de Hartmann e Ringer Lactato (RL) leva a um menor impacto no pH. É por isso que essas soluções são conhecidas como soluções salinas balanceadas, tendo diferença de íons fortes, próxima a 24 mEq/l.

Dois estudos recentes comparando o uso de cristaloides balanceados e solução salina 0,9% em pacientes críticos e não críticos usaram um desenho pragmático, randomizado por *clusters*, de cruzamento múltiplo, no qual os departamentos de emergência e unidades de terapia intensiva participantes foram aleatoriamente designados para usar cristaloide balanceado ou solução salina a 0,9%.

Ambos mostraram benefício modesto do uso de soluções balanceadas em pacientes críticos, sugerindo a preferência, por exemplo, de soro ringer lactato, como adotamos neste livro.

Tabela 14.1 | Concentração de glicose e eletrólitos para 1 litro das soluções mais comuns

BQM (mmol/l)	Plasma	NaCl 0,9%	SG 5%	Hartmann	Ringer Lactato	Plasma-Lyte
Na^+	135 a 145	154	0	131	131	140
Cl^-	95 a 105	154	0	111	109	98
K^+	3,5 a 5,3	0	0	5	4	5
HCO_3^-	24 a 32	0	0	29	28	27
Ca^{2+}	2,2 a 2,6	0	0	2	1,4	0
Mg^{2+}	0,8 a 1,2	0	0	0	0	0
Glicose	3,5 a 5,5	0	278 (50g)	0	0	0
Diferença de íons fortes	30 a 46	0	0	29	28	47
pH	7,35 a 7,45	4,5 a 7,0	3,5 a 5,5	5,0 a 7,0	6,0 a 7,5	6,5 a 8,0
Osmolaridade	275 a 295	308	278	278	273	294

Fonte: Adaptado de World J Surg (2017) 41:2457–2463 (137).

Apesar da preferência inicial por solução balanceada, como o soro ringer lactato ou plasma lyte, as evidências de superioridade em relação a outros cristalóides, como o soro fisiológico são baixas. Portanto, a decisão deve ser individualizada, conforme características dos pacientes. Por exemplo: pacientes com hiponatremia se beneficiarão do uso de solução salina em detrimento da solução de ringer lactato. No paciente clinicamente euvolêmico e hemodinamicamente estável, assim que possível, deverá ser feita a transição para ingestão via oral ou enteral de líquidos e eletrólitos e a infusão endovenosa deve ser suspensa. Esta ação é possível para grande maioria dos doentes em pós-operatório durante as primeiras 24 horas.

Na impossibilidade de utilizar a via oral, estima-se a necessidade diária de água (25 a 30 ml/kg), sódio, cloreto, potássio (1 mmol por kg de cada) e glicose (50 a 100g ao dia) para evitar cetose. A solução preparada deve ser iniciada de 0,7 a 1ml/kg/h, com alíquotas adicionais, se houver evidência de hipovolemia ou dosagem sérica de eletrólitos abaixo dos valores de normalidade. Todo paciente que recebe reposição hidroeletrolítica endovenosa deve ter eletrólitos dosados diariamente. Além disso, deve ser avaliado, quanto à volemia, por meio de perguntas sobre sede, coloração da urina, balanço hídrico, frequência cardíaca, pressão arterial.

Caso o paciente necessite de reposição hidroeletrolítica, segue nossa sugestão de protocolo:

◆ Pacientes com peso entre 60 e 80 kg RL 1000 ml + 15 ml de cloreto de potássio (KCl) 19,1% + 50 ml de glicose a 50% a cada 12 horas.

◆ Se pacientes pesando mais de 80 kg, aumentar apenas SRL para cálculo de 25 a 30 ml/kg.

Assim, para pacientes com peso entre 60 e 80 kg, proporciona-se uma solução com 131mmol de Na, 42,4mmol de K, 147,4mmol de Cl, 25 gramas de glicose e osmolaridade aproximada de 487,86 a cada 12 horas.

Em indivíduos com mais de 80 kg, basta aumentar a quantidade de RL sem acréscimo de qualquer eletrólito.

Solicitar diariamente dosagem de sódio, potássio, cálcio e magnésio, além de avaliar constantemente sinais de desidratação. Cálcio e magnésio deverão ser repostos apenas se alteração sérica evidenciada.

Reavaliar possibilidade de reintroduzir dieta via oral ou enteral. Caso seja possível, infusões endovenosas devem ser suspensas. Caso não haja previsão de reintroduzir dieta oral ou enteral nas primeiras 48 horas de pós-operatório, solicitar avaliação especializada para verificação da necessidade de nutrição parenteral.

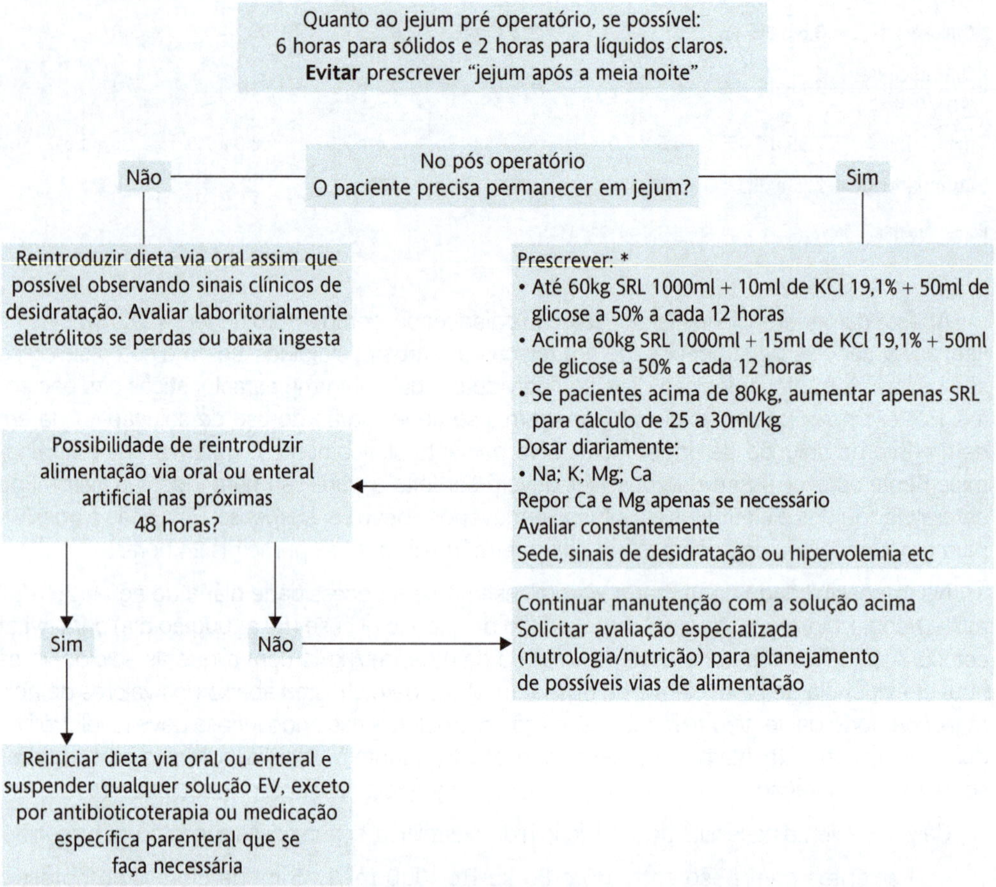

> Quanto ao jejum pré operatório, se possível:
> 6 horas para sólidos e 2 horas para líquidos claros.
> **Evitar** prescrever "jejum após a meia noite"

No pós operatório
O paciente precisa permanecer em jejum? — Não / Sim

Não:
Reintroduzir dieta via oral assim que possível observando sinais clínicos de desidratação. Avaliar laboratorialmente eletrólitos se perdas ou baixa ingesta

Possibilidade de reintroduzir alimentação via oral ou enteral artificial nas próximas 48 horas? — Sim / Não

Sim:
Reiniciar dieta via oral ou enteral e suspender qualquer solução EV, exceto por antibioticoterapia ou medicação específica parenteral que se faça necessária

Sim:
Prescrever: *
• Até 60kg SRL 1000ml + 10ml de KCl 19,1% + 50ml de glicose a 50% a cada 12 horas
• Acima 60kg SRL 1000ml + 15ml de KCl 19,1% + 50ml de glicose a 50% a cada 12 horas
• Se pacientes acima de 80kg, aumentar apenas SRL para cálculo de 25 a 30ml/kg
Dosar diariamente:
• Na; K; Mg; Ca
Repor Ca e Mg apenas se necessário
Avaliar constantemente
Sede, sinais de desidratação ou hipervolemia etc

Não:
Continuar manutenção com a solução acima
Solicitar avaliação especializada (nutrologia/nutrição) para planejamento de possíveis vias de alimentação

*Solução 1000ml + 15ml KCl 19,1% + 50ml SG50% com:
– 131mmol Na   – 42,4mmol K   – 147,4mmol Cl   – 25g de glicose   – Osmolaridade ~ 487,86
Necessidade diária
– 1mmol/Kg/Na   – 1mmol/Kg/K   – 1mmol/Kg/Cl   – 50 a 100g glicose   – 50 a 100g glicose
Capacidade média de excreção renal de Na: 100mmol/dia

Figura 14.1 | Avaliação e manejo de fluidos e eletrólitos no jejum perioperatório.

Fonte: Desenvolvida pela autoria.

BIBLIOGRAFIA CONSULTADA

Burdett E, Dushianthan A, Bennett-Guerrero E et al (2012) Perioperative buffered versus non-buffered fluid administration for surgery in adults. Cochrane Database Syst Rev 12:Cd004089.

Danielsson EJD, Lejbman I, Åkeson J. Fluid deficits during prolonged overnight fasting in young healthy adults. Acta Anaesthesiol Scand 2019; 63:195.

Dimick JB, Chen SL, Taheri PA, Henderson WG, Khuri SF, Campbell Jr DA. Hospital costs associated with surgical complications: a report from the private-sector National Surgical Quality Improvement Program. J Am Coll Surg. 2004;199:531–7.

Khuri SF, Henderson WG, DePalma RG, Mosca C, Healey NA, Kumbhani DJ. Determinants of long-term survival after major surgery and the adverse effect of postoperative complications. Ann Surg. 2005;242:326–41.

Malbrain, M.L.N.G., Langer, T., Annane, D. et al. Intravenous fluid therapy in the perioperative and critical care setting: Executive summary of the International Fluid Academy (IFA). Ann. Intensive Care 10, 64 (2020).

Miller TE, Myles PS. Perioperative Fluid Therapy for Major Surgery. Anesthesiology 2019; 130:825.

Morgan TJ (2005) The meaning of acid-base abnormalities in the intensive care unit: part III—effects of fluid administration. Crit Care 9(2):204–211.

Morgan TJ (2013) The ideal crystalloid—what is 'balanced'? Curr Opin Crit Care 19(4):299–307.

Myles PS, Andrews S, Nicholson J, Lobo DN, Mythen M. Contemporary Approaches to Perioperative IV Fluid Therapy. World J Surg. 2017;41(10):2457-2463.

Mythen MG, Swart M, Acheson N et al (2012) Perioperative fluid management: consensus statement from the enhanced recovery partnership. Perioper Med (Lond) 1:2.

Navarro et al. Perioperative fluid therapy: a statement from the international Fluid Optimization Group. Perioperative Medicine (2015) 4:3.

Padhi S, Bullock I, Li L, Stroud MR (2013) Intravenous fluid therapy for adults in hospital: summary of NICE guidance. Brit Med J 347:f7073.

Paul S. Myles; Sam Andrews; Jonathan Nicholson; Dileep N. Lobo; Monty Mythen. Contemporary Approaches to Perioperative IV Fluid Therapy. World J Surg (2017) 41:2457–2463.

Powell-Tuck J, Gosling P, Lobo DN (2011) British consensus guidelines on intravenous fluid therapy for adult surgical patients. BAPEN Med.

Self WH, Semler MW, Wanderer JP, Wang L, Byrne DW, Collins SP, Slovis CM, Lindsell CJ, Ehrenfeld JM, Siew ED, Shaw AD, Bernard GR, Rice TW; Investigators S-E: Balanced crystalloids versus saline in noncritically ill adults. N Engl J Med 2018; 378:819–28.

Semler MW, Self WH, Wanderer JP, Ehrenfeld JM, Wang L, Byrne DW, Stollings JL, Kumar AB, Hughes CG, Hernandez A, Guillamondegui OD, May AK, Weavind L, Casey JD, Siew ED, Shaw AD, Bernard GR, Rice TW; Investigators S, the Pragmatic Critical Care Research G: Balanced crystalloids versus saline in critically ill adults. N Engl J Med 2018; 378:829–39

Smith I, Kranke P, Murat I, et al. Perioperative fasting in adults and children: guidelines from the European Society of Anaesthesiology. Eur J Anaesthesiol. 2011;28(8):556–69.

Varadhan KK, Lobo DN (2010) A meta-analysis of randomised controlled trials of intravenous fluid therapy in major elective open abdominal surgery: getting the balance right. Proc Nutr Soc 69(4):488–498.

Yunos NM, Bellomo R, Hegarty C, Story D, Ho L, Bailey M (2012) Association between a chloride-liberal vs chloride-restrictive intravenous fluid administration strategy and kidney injury in critically ill adults. JAMA 308(15):1566–1572.

Vinícius Padovesi
Nádia Rahmeh de Paula
Cíntia Mitsue P. Suzuki
Roberto Minoru Tanni Inoue
Fernando Gomes Romeiro

AVALIAÇÃO E MANEJO DO PACIENTE CIRRÓTICO NO PERIOPERATÓRIO

É sabido que pacientes com cirrose e reserva funcional hepática reduzida possuem aumentada morbimortalidade ao serem submetidos a procedimentos cirúrgicos. A cirrose altera o metabolismo de medicações no perioperatório, a depuração de toxinas endógenas e exógenas, aumenta o risco de infecção (por perda de função reticuloendotelial hepática e hipertensão portal com prejuízo ao sistema imune), e de sangramento devido à coagulopatia, além dos efeitos deletérios ao fígado advindos do estresse operatório, como hipoperfusão hipoperfusão hepática e consequente piora funcional.

Durante o ato operatório, espera-se hipoperfusão e hipoxemia hepática, gerando perda das reservas mínimas. A indução anestésica, ventilação com pressão positiva, hemorragias, hipoxemia, a posição do paciente e o pneumoperitônio podem levar a hipoperfusão hepática e ao agravo de disfunção.

Com o exposto, é fundamental uma triagem pré-operatória adequada, com anamnese e exame físico criteriosos, buscando história familiar de hepatopatia, fatores de risco como hemotransfusões, alcoolismo, obesidade, uso de drogas, reações medicamentosas prévias, entre outros. Durante o exame físico, sinais como icterícia, ginecomastia, circulação colateral abdominal do tipo porta, aranhas vasculares, esplenomegalia, eritema palmoplantar, ascite, rarefação de pelos, hálito hepático (*fetor hepaticus*) farão surgir a suspeita ou confirmar diagnóstico de cirrose.

A investigação laboratorial de função hepática de rotina não é recomendada, a menos que alguma informação obtida na história ou no exame físico sugira hepatopatia, que, então, deverá ser exaustivamente investigada antes da decisão de operar ou não o doente. Estudo com 7620 cirurgias eletivas evidenciou apenas 11 pacientes com provas de função hepática alterada, corroborando para a não realização indiscriminada.

Durante avaliação perioperatória, deve ser levado em conta a natureza da doença hepática, sua gravidade atual e o risco inerente à cirurgia.

A gravidade da doença hepática pode ser avaliada por meio da classificação de Child-Turcotte-Pugh (CTP) e do escore MELD.

A classificação de CTP utiliza parâmetros clínicos (encefalopatia hepática e ascite) e laboratoriais (dosagem de bilirrubinas, albumina e tempo de protrombina) e classifica os pacientes em Child A, B e C de acordo com a disfunção hepática. Dessa forma, possui acurácia limitada, pela subjetividade dos parâmetros clínicos. Estimativas apontam que cirróticos submetidos a cirurgias abdominais possuem mortalidade de 10%, 30% a 31%, e 76% a 82% para CTP A, B e C, respectivamente.

Já o escore MELD (*Model for End-Stage Liver Disease*) usa valores de creatinina, bilirrubina e o *International Normalized Ratio* (INR) para predizer sobrevida.

Tabela 15.1 | Pontuação de cada variável da classificação de Child-Turcotte-Pugh (CTP)

	1	2	3
Encefalopatia	Ausente	Graus 1 e 2	Graus 3 e 4
Ascite	Ausente	Leve	Moderada
Bilirrubina	1 a 2 mg/dl	2 a 3 mg/dl	> 3mg/dl
Albumina	> 3,5 g/dl	2,8 a 3,5 g/dl	< 2,8 g/dl
Tempo de protrombina (acima do controle)	1 a 4 segundos ou INR inferior a 1,7	4 a 6 segundos ou INR de 1,7 a 2,3	> 6 segundos ou INR acima de 2,3

Classe A: 5 a 6 pontos; classe B: 7 a 9 pontos; classe C: 10 a 15 pontos.

Fonte: Adaptada de Wiklund (2004).

Pela dificuldade técnica, múltiplos aplicativos de aparelhos eletrônicos oferecem a possibilidade de cálculo para CTP e MELD apenas com a inserção dos dados dos pacientes.

Quanto às indicações e contraindicações cirúrgicas no paciente com cirrose, após avaliação criteriosa e implementação de estratégias para redução de risco (vide algoritmo a seguir), pode-se dividir os pacientes conforme a classificação:

- CTP "A" poderão ser submetidos a cirurgias eletivas.

- CTP "B" não devem ser submetidos a cirurgias cardíacas e ressecções hepáticas, porém podem realizar outros procedimentos, desde que otimizados clinicamente.

- CTP "C" apresentam contraindicação absoluta para realização de qualquer procedimento cirúrgico que não seja o transplante hepático.

Quanto ao escore MELD, valioso neste contexto por poder ser realizado de forma seriada, informando compensação clínica do paciente, aqueles com:

- MELD abaixo de 10 poderão ser encaminhados à cirurgia.

- MELD orbitando entre 10 e 15, é necessária bastante cautela e discussão entre equipe clínica, cirúrgica, anestésica e o paciente, indicando cirurgia apenas se estritamente necessário.

- MELD maior que 15 não devem ser submetidos a qualquer procedimento cirúrgico que não seja o transplante hepático.

Outras formas de estratificação, como Mayo Risk Score e o "Veterans Outcomes and Costs Associated with Liver Disease", chamado VOCAL-Penn, podem ser utilizados especialmente em pacientes CTP B e MELD entre 10 e 15.

Esta calculadora de risco (VOCAL-Penn) foi derivada de uma grande coorte de pacientes com cirrose, principalmente CTP classe A e uma pontuação MELD ≤ 9, que foram submetidos a vários procedimentos cirúrgicos (abdominal, vascular, parede abdominal, cirurgia cardíaca e ortopédica, mas não cirurgia hepática). Além do tipo e urgência da cirurgia, este escore inclui outras variáveis como: idade, albumina, contagem de plaquetas, bilirrubina total, presença de doença hepática gordurosa, classe ASA e índice de massa corporal (IMC).

Outras etiologias de lesão hepática devem ser avaliadas caso a caso. A presença de icterícia obstrutiva confere maior mortalidade perioperatória, apesar de não haver indicação de drenagem antes da cirurgia (exceto em casos de colangite). A hepatite aguda de qualquer etiologia também está associada à maior morbimortalidade neste período. Hepatite crônica não contraindica cirurgia, a não ser que haja disfunção hepática.

O fluxograma a seguir, baseado em literatura recente e *guidelines* internacionais sugere o "passo a passo" para a uniformização e adequação do manejo perioperatório do hepatopata desde a suspeição diagnóstica até decisão por procedimento cirúrgico e internação.

Primeiro passo

Assim que indicado qualquer procedimento cirúrgico, durante anamnese e exame físico inicial, procurar ativamente por sinais e sintomas sugestivos de cirrose (vide texto anterior e fluxograma esquemático). Na ausência de suspeita, encerra-se este passo e segue-se avaliação por meio de outros fluxogramas propostos por este livro. Se houver qualquer fator de risco, epidemiologia ou alterações de anamnese e exame físico que sejam sugestivos, passa-se ao próximo passo.

Segundo passo

Avaliação laboratorial e complementar. Para todos os pacientes neste passo, solicitar Tempo de Atividade de Protombina (TAP) e Tempo de Tromboplastina Parcial Ativada (TTPa), proteínas totais e frações, bilirrubina total e frações, transaminases (AST/ALT), fosfatase alcalina e gama GT, hemograma, eletrólitos (sódio, potássio, cálcio, magnésio e fósforo), ureia e creatinina. Para pacientes com forte suspeita ou sabidamente portadores de cirrose, porém sem avaliação nos últimos 6 meses, solicitar ultrassonografia abdominal.

Terceiro passo

Avaliar a presença de sinais clínicos ou laboratoriais de hepatite aguda de qualquer etiologia e, se presentes, está contraindicada a realização de cirurgia eletiva que não seja o transplante hepático. Encaminhar para avaliação imediata de especialista em Gastroenterologia (ambulatorialmente ou via pronto- socorro, caso necessário) para manejo adequado e posterior discussão. Se não houver hepatite aguda, passar ao próximo passo.

Quarto passo

Classificar paciente de acordo com CTP e MELD (vide Tabela 15.1 e por meio de aplicativos de celular). Caso o paciente pontue para CTP "C" ou MELD maior que 15, está contraindicada cirurgia eletiva, exceto pela realização de transplante hepático. Assim, encaminhar paciente para avaliação da equipe de Gastroenterologia Clínica quanto à possibilidade/indicação da realização de transplante hepático, já com a solicitação de ecocardiograma transtorácico. Se classificados como CTP "A" ou "B" e MELD até 15, passar ao quinto passo.

Quinto passo

Destinado à discussão sobre risco *versus* benefício da realização de procedimento cirúrgico em pacientes com CTP "B" e MELD entre 10 e 15. Se optado pela cirurgia ou pacientes CTP "A" e MELD menor que dez, passa-se ao próximo passo, considerar VOCAL-Penn *score*.

Sexto passo

Todos os pacientes diagnosticados com cirrose durante avaliação perioperatória deverão ser encaminhados, paralelamente, à avaliação de equipe especializada responsável para seguimento desta doença.

Uma vez optado pela realização do procedimento cirúrgico, algumas estratégias devem ser tomadas, visando redução da incidência de complicações. Vide algoritmo esquemático a seguir.

Estudo recentemente publicado sugere que a introdução de betabloqueadores pode reduzir, a médio e longo prazo, descompensações clínicas da hepatopatia, especialmente ascite, o que reflete possível mitigação na evolução da hipertensão portal associada à cirrose. Assim, é possível discutir e individualizar essa medida em alguns casos. Todavia, mais estudos sobre o uso de betabloqueadores por hepatopatas no período perioperatório são necessários para se obter evidência satisfatória e motivar essa prática como recomendação formal indiscriminada.

O manejo transfusional é discutido separadamente no Capítulo 18 deste livro. Entretanto, cabe ressaltar particularidades do paciente hepatopata.

Apesar de não terem sido clinicamente validados ainda para pacientes cirróticos, testes como tromboelastograma têm mostrado maior acurácia para correção específica de distúrbios de hemostasia no contexto de perioperatório e podem ser utilizados como guia na prática clínica individualizada.

◆ Concentrado de hemácias: no contexto de sangramento ativo (por hemorragia digestiva alta, por exemplo), a maior parte das evidências sugerem gatilho de hemoglobina abaixo de 8mg/dl para transfusão de hemácias e 9mg/dl para pacientes que possuem comorbidades cardiovasculares como doença arterial coronariana e insuficiência cardíaca, além da hepatopatia. Por outro lado, diante de paciente cirrótico em avaliação perioperatória, prevalece indicação de transfusão de hemácias apenas se dosagem de hemoglobina menor que 7mg/dl ou a presença de sinais de hipoperfusão tecidual associada à anemia. Exceções: novamente pacientes com doenças cardiovasculares acima e aqueles submetidos às grandes cirurgias ortopédicas, para os quais o gatilho deverá ser de 8mg/dl.

◆ Plaquetas: é prática comum a transfusão de plaquetas quando a contagem total está abaixo de 50.000 em indivíduos que serão submetidos a procedimentos de emergência, neurocirurgias ou cirurgias cardíacas, biópsias hepáticas ou retiradas de grandes pólipos gastrointestinais e para implantação dos TIPS (transjugular intrahepatic portosystemic shunt). Apesar de alguns estudos demonstrarem prejuízo na produção de trombina e, consequentemente, na coagulação quando há redução de plaquetas, outros não foram tão claros nesta associação. Assim, sugerimos individualizar os pacientes em situações que não estejam contempladas anteriormente, além da avaliação conjunta com hemoterapeuta em casos de plaquetas abaixo de 100.000 para cirurgias oftalmológicas ou de SNC e abaixo de 50.000 para outras grandes cirurgias. Apesar de ser possível considerar o uso de agonistas do receptor de trombopoetina, visando elevação da contagem plaquetária, a maioria dos *guidelines* não recomenda seu uso de rotina nesse cenário.

◆ **Plasma ou crioprecipitado:** não há indicação de transfusão de rotina, mesmo com alterações laboratoriais de tempo de ativação de protrombina e INR (razão normalizada internacional), uma vez que estes exames não refletem as alterações e relações entre os diversos sistemas envolvidos com a coagulação neste paciente.

Por fim, durante internação, deverá ser solicitada avaliação de especialista (Gastroenterologista clínico ou Hepatologista) em caso de:

◆ Pacientes com ascite grau 2 ou 3 (detectável ao exame físico) à admissão hospitalar, haja vista a necessidade de paracentese diagnóstica e exclusão da presença de peritonite bacteriana espontânea.

◆ Sinais clínicos de encefalopatia hepática, iniciados durante a internação hospitalar ou durante o manejo clínico da ascite.

◆ Prejuízo da função renal com creatinina > 1,7 mg/dl.

◆ Hiponatremia grave (Na < 125).

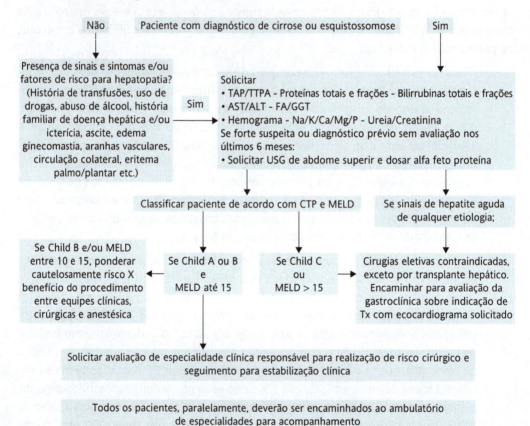

Figura 15.1 | Avaliação de risco, diagnóstico e manejo do paciente hepatopata no perioperatório. (*Continua*)

Fonte: Desenvolvida pela autoria.

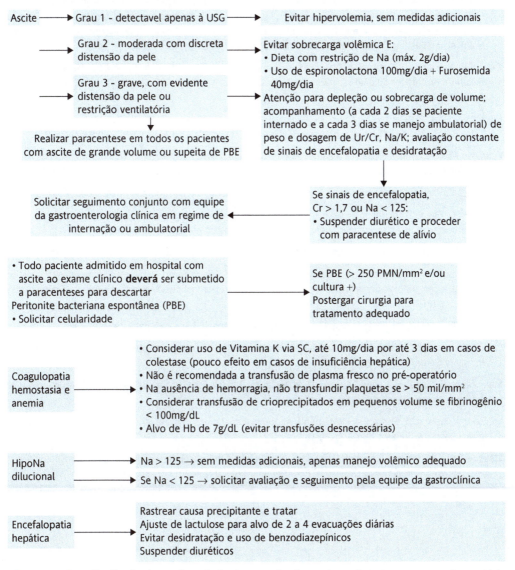

Figura 15.1 | Avaliação de risco, diagnóstico e manejo do paciente hepatopata no perioperatório (*Continuação*)

Fonte: Desenvolvida pela autoria.

BIBLIOGRAFIA CONSULTADA

Barbosa FCP et al. Cuidados pré-operatórios em hepatopatas. Rev Assoc Med Bras 2010; 56(2): 222-6.

Bruix, J., & Sherman, M. (2005). Management of hepatocellular carcinoma. Hepatology, 42(5), 1208–1236.

Càndid Villanueva, M.D., Alan Colomo, M.D., Alba Bosch, M.D., Mar Concepción, M.D., Virginia Hernandez-Gea, M.D., Carles Aracil, M.D., Isabel Graupera, M.D., María Poca, M.D., Cristina Alvarez-Urturi, M.D., Jordi Gordillo, M.D., Carlos Guarner-Argente, M.D., Miquel Santaló, M.D., et al. Transfusion Strategies for Acute Upper Gastrointestinal Bleeding. N Engl J Med 2013; 368:11-21. DOI: 10.1056/NEJMoa1211801

Carson JL, Stanworth SJ, Dennis JA, Trivella M, Roubinian N, Fergusson DA, Triulzi D, Dorée C, Hébert PC. Transfusion thresholds for guiding red blood cell transfusion. Cochrane Database Syst Rev. 2021;12:CD002042. Epub 2021 Dec 21.

Chung SW, Greig PD, Cattral MS, Taylor BR, Sheiner PA, Wanless I, Cameron R, Phillips MJ, Blendis LM, Langer B, Levy GA. Evaluation of liver transplantation for high-risk indications. Br J Surg. 1997 Feb;84(2):189-95.

European Association for the Study of the Liver. Electronic address: easloffice@easloffice.eu, European Association for the Study of the Liver. EASL Clinical Practice Guidelines on nutrition in chronic liver disease. J Hepatol 2019; 70:172.

Francoz C, Durand F. The risk of surgery in patients with cirrhosis. Acta Gastroenterol Belg. 2008; 71:42-6.

Giannini EG, Greco A, Marenco S, et al. Incidence of bleeding following invasive procedures in patients with thrombocytopenia and advanced liver disease. Clin Gastroenterol Hepatol 2010; 8:899.

Hanje AJ, Patel T. Preoperative evaluation of patients with liver disease. Gastrol Hepatol. 2007;4:266-76.

Hesham Abdeldayem, Ahmed El Shaarawy, Tary Salman and Essam Salah Hammad. Preoperative Evaluation and Management of Patients with Liver Disease. National Liver Institute, Menoufia University, Egypt. http://dx.doi.org/10.5772/60999

Kenna JG. Immunoallergic drug-induced hepatitis: lessons from halothane. J Hepatol. 1997;26:5-12.

Lai EC, Chu KM, Lo CY, Mok FP, Fan ST, Lo CM, Wong J. Surgery for malignant obstructive jaundice: analysis of mortality. Surgery. 1992;112:891-6.

Mahmud N, Fricker Z, Hubbard RA, et al. Risk Prediction Models for Post-Operative Mortality in Patients With Cirrhosis. Hepatology 2021; 73:204.

Mansour A, Watson W, Shayani V, Pickleman J. Abdominal operations in patients with cirrhosis: still a major surgical challenge. Surgery. 1997;122:730-6.

Masuda T et al. Nutrition Support and Infections Associated With Hepatic Resection and Liver Transplantation in Patients With Chronic Liver Disease. JPEN J Parenter Enteral Nutr 2013 37: 318.

Moller S, Bernardi M. The Heart and other organs: Interactions of the heart and the liver. European Heart Journal (2013) 34, 2804–2811.

Napolitano G, Iacobellis A, Merla A, et al. Bleeding after invasive procedures is rare and unpredicted by platelet counts in cirrhotic patients with thrombocytopenia. Eur J Intern Med 2017; 38:79.

Newman KL, Johnson KM, Cornia PB, et al. Perioperative Evaluation and Management of Patients With Cirrhosis: Risk Assessment, Surgical Outcomes, and Future Directions. Clin Gastroenterol Hepatol 2020; 18:2398.

Northup PG, Caldwell SH. Coagulation in liver disease: a guide for the clinician. Clin Gastroenterol Hepatol 2013; 11:1064.

Northup PG, Friedman LS, Kamath PS. AGA Clinical Practice Update on Surgical Risk Assessment and Perioperative Management in Cirrhosis: Expert Review. Clin Gastroenterol Hepatol 2019; 17:595.

Patrick G. Northup, Juan Carlos Garcia-Pagan, Guadalupe Garcia-Tsao, Nicolas M. Intagliata, Riccardo A. Superina, Lara N. Roberts, Ton Lisman and Dominique C. Valla. Vascular Liver Disorders, Portal Vein Thrombosis, and Procedural Bleeding in Patients With Liver Disease: 2020 Practice Guidance by the American Association for the Study of Liver Diseases.

Perkins L, Jeffries M, Patel T. Utility of preoperative scores for predicting morbidity after cholecystectomy in patients with cirrhosis. Clin Gastroenterol Hepatol. 2004;2:1123-8.

2Raval et al. Cardiovascular Risk for Liver Transplant Candidates. JACC Vol. 58, No. 3, 2011.

Schemel WH. Unexpected hepatic dysfunction found by multiple laboratory screening. Anesth Analg. 1976;55:810-12

Tripodi A, Primignani M, Chantarangkul V, et al. Thrombin generation in patients with cirrhosis: the role of platelets. Hepatology 2006; 44:440.

Villanueva C, Albillos A, Genescà J, et al. β blockers to prevent decompensation of cirrhosis in patients with clinically significant portal hypertension (PREDESCI): a randomised, double-blind, placebo-controlled, multicentre trial. Lancet 2019; 393:1597.

Wiklund RA. Preoperative preparation of patients with advanced liver disease. Crit Care Med. 2004;32:106-15.

Wu CC, Yeh DC, Lin MC, Liu TJ, P'Eng FK. Improving operative safety for cirrhotic liver resection. Br J Surg. 2001 Feb;88(2):210-5.

Zanetto A, Rinder HM, Senzolo M, et al. Reduced Clot Stability by Thromboelastography as a Potential Indicator of Procedure-Related Bleeding in Decompensated Cirrhosis. Hepatol Commun 2020.

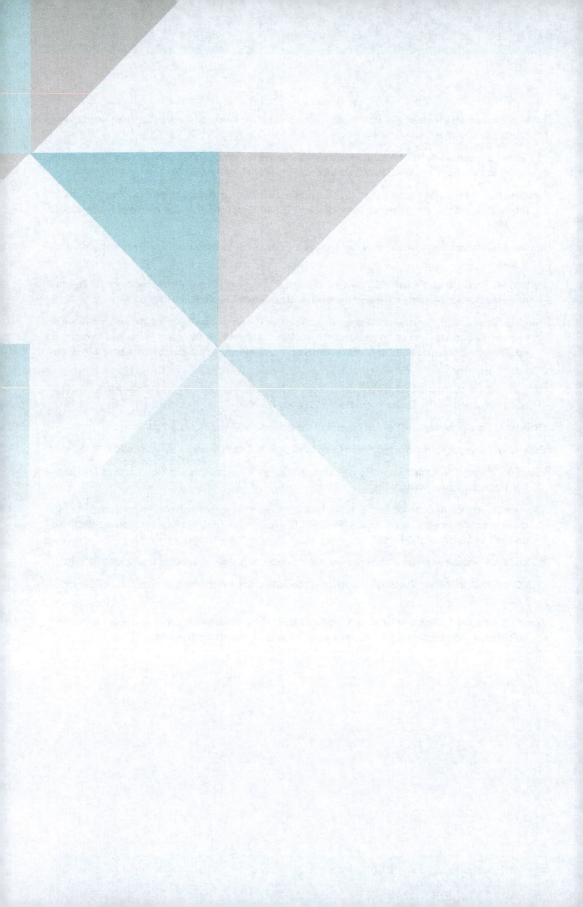

Rodrigo Mistilides Regatieri
Nádia Rahmeh de Paula
Patrícia Langenneger
Vânia Ferreira de Sá Mayoral
Paula Schmidt Azevedo Gaiolla

AVALIAÇÃO E MANEJO CLÍNICO DO *DELÍRIUM* E FRAGILIDADE NO PERIOPERATÓRIO

Delirium, também conhecido como Estado Confusional Agudo, é uma síndrome caracterizada por alteração cognitiva aguda com confusão mental e desorientação importantes, de início abrupto e curso flutuante. Associam-se também distúrbios de comportamento, atenção, ciclo sono-vigília, memória, percepção e orientação. Pode ser hipoativo, hiperativo ou uma combinação de ambos.

É frequente a incidência de *delirium* após internação hospitalar ou procedimento cirúrgico, sendo a incidência em torno de 11 a 42%, a depender da população estudada. Estima-se que 36,8% dos pacientes internados para realização de procedimento cirúrgico cursem com *delirium* durante a internação. A incidência aumenta proporcionalmente ao aumento da idade dos pacientes e surge nos quatro dias iniciais, com pico nos dois primeiros.

A análise e adequado manejo do *delirium* perioperatório se justifica, pois evidências têm mostrado desfecho desfavorável com maior tempo de internação, declínio cognitivo e funcional persistente, além de custos elevados relacionados à ocorrência de *delirium* no perioperatório. Além disso, pacientes que desenvolveram *delirium* durante internação frequentemente necessitam de institucionalização e cuidados em casa após a alta.

São fatores de risco conhecidos para o desenvolvimento do *delirium*: idade maior que 60 anos, declínio cognitivo prévio, déficit sensorial preexistente, presença de múltiplas morbidades, dependência de álcool e baixa funcionalidade. Estudos mostraram, ainda, uso de psicotrópicos no perioperatório, hematócrito menor que 30% e baixa albumina sérica.

Uma revisão recente de Steve M.M de Castro *et al.* sobre a incidência e fatores de risco para a ocorrência de *delirium* em pacientes cirúrgicos evidenciou ainda como fatores de risco independentes: presença de sonda vesical de demora, contagem elevada de glóbulos brancos (maior que 10 mil), valores elevados de ureia (maior que 20 mg/dl) na admissão.

Esse mesmo estudo mostrou uma incidência de *delirium* de 23,2% em pacientes submetidos a cirurgias de emergência e apenas 4% dos pacientes submetidos a cirurgias eletivas. Todavia, constatou-se que cirurgias de emergência não são, por si só, um fator de risco isolado, mas o fato de o paciente ser admitido em um quadro mais grave e com menor reserva funcional. Assim, devem-se considerar cirurgias de emergência como possível fator de risco para o surgimento de *delirium* perioperatório.

Além do citado, é importante ressaltar fatores modificáveis de *delirium* para melhor abordagem: protetores (controle da dor, reorientação temporal e espacial, abordagem multidisciplinar e mobilização precoce) e precipitadores (uso de psicotrópicos, restrições físicas e contenção no leito). Ainda no cenário perioperatório, há que se reconhecer como facilitadores do curso de *delirium* a perda de sangue, estresse operatório e imobilidade.

Muitas vezes ocorre subdiagnóstico ou diagnóstico tardio no paciente cirúrgico, especialmente em pacientes com *delirium* hipoativo.

Na estratificação de risco, além de análise cuidadosa na busca dos fatores supracitados, Marcantonio E.R *et al.* sugerem avaliação por meio de predição clínico-laboratorial (Tabela 16.1).

Tabela 16.1 | Escala de risco de *delirium*

Fator de risco	Pontuação
Idade > 70 anos	1
Abuso de álcool	1
Demência ou comprometimento cognitivo	1
Capacidade funcional reduzida < 2 METs[§]	1
Alteração laboratorial significativa*	1
Leucometria > 12 mil	1
Cirurgia de aneurisma de aorta	2
Cirurgia torácica não cardíaca	1

*0 pontos: baixo risco (2%); 1 a 2 pontos: risco intermediário (8 a 13%); maior ou igual 3 pontos: alto risco (50%)

[§] MET – *metabolic* equivalentes

*Alteração significativa de Na (< 130 ou > 160; K < 3 ou > 6; glicose < 60 ou > 300).

Fonte: Adaptado de Marcantonio ER et al. A Clinical Prediction Rule for Delirium After Elective Noncardiac Surgery. *JAMA*. January 12, 1994 – Vol 271, n 2.

Todos os pacientes candidatos à realização de procedimentos devem ser submetidos a avaliação de fatores de risco conhecidos para *delirium* no período perioperatório, visando instituir medidas preventivas.

São estratégias preventivas sabidamente comprovadas: a) controle adequado da dor evitando, sempre que possível, doses elevadas de opioides (não usar meperidina; b) evitar ou minimizar o uso de sedação; c) evitar medicações pró-delirogênicas (sendo as principais os opioides, sedativos hipnóticos como benzodiazepínicos, bloqueadores de canais de cálcio di-hidropiridínicos, anticolinérgicos e anti-histamínicos); d) promover redução no tempo de ventilação mecânica; e) evitar/remover dispositivos invasivos (como sondas vesicais, enterais ou cateteres endovenosos que não sejam necessários); f) evitar contenção mecânica; g) medidas de reorientação do paciente (como a colocação de relógios, quartos com janelas, calendários etc.); h) medidas não farmacológicas para promoção do sono em horário adequado; i) mobilização precoce; j) convívio com familiares; k) manutenção da rotina quanto a próteses, aparelhos auditivos, óculos etc.

Para diagnóstico, várias escalas de avaliação são propostas. Em revisão sistemática de 2013, Carvalho *et al.*, citam seis escalas validadas. A escala que mais se adéqua ao doente grave, e validada para língua portuguesa, é o Intensive Care *Delirium* Screening Checklist, ou ICDSC, enquanto a mais simples e comumente utilizada é o instrumento Confusion Assesment Method (CAM). Ambas estão representadas nas Tabelas 16.2 e 16.3, respectivamente.

Tabela 16.2 | *Intensive Care Delírium Screening Checklist* (ICDSC)

Qualquer alteração do estado de vigília	1
Desorientação	1
Desatenção	1
Alucinações ou ilusões	1
Agitação ou retardo psicomotor	1
Discurso do humor inapropriados	1
Distúrbios do ciclo sono vigília	1
Flutuação dos sintomas	1

*Pontuação ≥ 4: presença de delirium; 1 a 3: delirium subclínico.

Fonte: Adaptada de Bergeron N et al. Intensive Care Delirium Screening Checklist: evaluation of a new screening tool.

Uma vez realizado o diagnóstico, a avaliação especializada deve ser solicitada, a depender do serviço de saúde e, instituição de medidas terapêuticas.

O tratamento consiste na identificação da(s) causa(s) de base, otimização ambiental e tratamento farmacológico. As principais medidas ambientais, não farmacológicas e farmacológicas, seguem as mesmas recomendações do *delirium* em pacientes clínicos.

Tabela 16.3 | *Confusion assessment method* (CAM)

1) Início agudo

Evidências de mudança aguda no estado mental basal do paciente

2) Distúrbio de atenção

a) Paciente teve dificuldade de focar a atenção; distraiu-se facilmente ou teve dificuldade de acompanhar o que estava sendo dito?

- Ausente em toda entrevista
- Presente em algum momento
- Presente em algum momento da entrevista de forma leve
- Presente em algum momento da entrevista de forma marcante
- Incerto

b) Se presente, esse comportamento variou durante a entrevista, isto é, tendeu a surgir e desaparecer ou mudar em intensidade?

- Sim - Não - Incerto - Não aplicável

3) Pensamento desorganizado

O pensamento do paciente é desorganizado ou incoerente com fluxo de ideias pouco claro ou ilógico, mudança imprevisível do assunto?

4) Alteração do nível de consciência

- Alerta/vigilante - Letárgico - Estupor - Coma - Incerto

O diagnóstico requer a presença dos critérios 1 E 2 + 3 OU 4

Fonte: Adaptada de Fabri *et al*. Validity and reliability of the portuguese version of the confusion assessment method (CAM) for the detection of Delirium in the elderly. Arq. Neuropsiquiatr 59 (2-A): 175-9, 2001.

A terapia farmacológica é necessária nos casos de agitação psicomotora importante, com o objetivo de controlar os sintomas psicóticos. Deve-se evitar sedação excessiva. Para isso, as medicações de escolha são os neurolépticos, sendo o haloperidol a medicação mais estudada e aconselhada no controle dos sintomas. Apesar de efeitos colaterais menos deletérios em idosos, os neurolépticos atípicos não apresentam evidências no manejo do *delirium*, exceto alguns pequenos trabalhos com risperidona.

Com base no descrito, segue fluxo sugerido:

Primeiro passo

Avaliar, durante anamnese inicial, a presença de fatores de risco (vide fluxograma a seguir).

Segundo passo

Uma vez encontrados os fatores de risco, aplicar ainda em avaliação pré-operatória a escala de Marcantonio modificada (vide fluxograma) e classificá-los em riscos baixo, intermediário e alto para *delirium* no perioperatório.

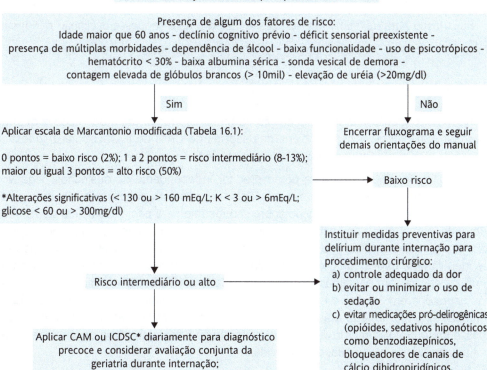

Figura 16.1 | Avaliação de risco e manejo do delírium no perioperatório.

Fonte: Desenvolvida pela autoria.

Terceiro passo

Baixo risco para *delirium*? Interrompe-se fluxograma e segue-se avaliação perioperatória usual.

Quarto passo

Riscos intermediário e alto? Instituição de medidas profiláticas e orientações quando internado. Considerar aplicação diária das escalas de CAM ou ICDSC para diagnóstico precoce e medidas adequadas caso *delirium* instalado.

A fragilidade foi caracterizada como preditor independente de desfechos negativos no pós operatório, evidenciando sua relevância no contexto perioperatório e motivando a recente incorporação de indicação sobre seu rastreio para pacientes acima de 70 anos submetidos a cirurgias de risco intermediário ou alto, segundo último guideline europeu para cirurgias não cardíacas. Uma metanálise publicada em 2018 incluindo 12.281 pacientes identificou a fragilidade como o principal fator de risco para desfechos negativos de cirurgias eletivas em pacientes idosos. A fragilidade está associada a maior mortalidade pós operatória em 30 dias e em 12 meses, quando comparada a pacientes não frágeis. Também está relacionada a aumento de complicações pós operatórias (delirium, infecções, entre outros), aumento do tempo de internação hospitalar, perda de funcionalidade, institucionalização e pior qualidade de vida.

Existem diversas ferramentas para screening de fragilidade descritas. Entre elas, a Escala Clínica de Fragilidade (ECF) demonstrou ter a melhor performance quando levado em consideração de forma conjunta: a) a capacidade de prever mortalidade pós operatória, b) correlação com desfechos negativos (delirium, complicações cirúrgicas, perda de funcionalidade, institucionalização), c) acurácia e d) viabilidade.

A Escala Clínica de Fragilidade já foi traduzida e validada para o português por Rodrigues et al.

BIBLIOGRAFIA CONSULTADA

American Geriatrics Society Expert on Panel on Postoperative Delirium in Older Adults. American Geriatrics Society abstracted clinical practice guideline for postoperative delirium in older adults. J AM Geriatr Soc. 2015;63(1):142-150.

Bergeron N, Dubois MJ, Dumont M, Dial S, Skrobik Y. Intensive Care Delirium Screening Checklist: evaluation of a new screening tool. Intensive Care Med. 2001 May;27(5):859-64. doi: 10.1007/s001340100909. PMID: 11430542.

Carvalho JPLM et al. Delirium rating scales incritically ill patients: a systematic literature review. Rev Bras Ter Intensiva. 2013; 25(2): 148-154.

Clegg A, Young JB. Which medications to avoid in people at risk of delirium: a systematic review. Age Ageing. 2011;40(1):23-29.

Duceppe MA, Elliott A, Para M, et al. Modifiable risk factors for delirium in critically ill trauma patients: a multicenter prospective study. Crit Care. 2015;19(suppl 1):P478.

Franco K, Litaker D, Locala J, et al. The cost of delirium in the surgical patient. Psychosomatics 2001;42:68–73.

Gregory J. Blair, Talha Mehmood, Mona Rudnick, Ware G. Kuschner, Juliana Barr. Nonpharmacologic and Medication Minimization Strategies for the Prevention and Treatment of ICU Delirium: A Narrative Review. Journal of Intensive Care Medicine. 2018.

Han CS, Kim YK. A double-blind trial of risperidone and haloperidol for the treatmet of delirium. Psychosomatics 2004; 45 (4): 297-301.

Marcantonio ER, Goldman L, Mangione CM, Ludwig LE, Muraca B, Haslauer CM, Donaldson MC, Whittemore AD, Sugarbaker DJ, Poss R, Hass S, Cook EF, Orav EJ, Lee TH: A clinical prediction rule for delirium after elective noncardiac surgery. JAMA 1994, 271:134-139.

McDaniel M, Brudney C: Postoperative delirium: etiology and management. Current opinion in critical care 2012, 18:372-376.

McPherson JA, Wagner CE, Boehm LM, et al. Delirium in the cardiovascular ICU: exploring modifiable risk factors. Crit Care Med. 2013;41(2):405-413.

Rodrigues MK et al. Clinical Frailty Scale: Translation and Cultural Adaptation into the Brazilian Portuguese Language. J Frailty Aging. 2021;10(1):38-43.

Siddiqi N, House AO, Holmes JD. Occurrence and outcome of delirium in medical in-patients: a systematic literature review. Age Ageing 2006; 35:350–64.

Steve M.M. de Castro et al. Incidence and risk factors of delirium in the elderly general surgical patient. The American Journal of Surgery (2014) 208, 26-32.

Wacker P, Nunes PV, Cabrita H, et al. Post-operative delirium is associated with poor cognitive outcome and dementia. Dement Geriatr Cogn Disord 2006;21:221–7.

Witlox J, Eurelings LS, de Jonghe JF, Kalisvaart KJ, Eikelenboom P, van Gool WA: Delirium in elderly patients and the risk of postdischarge mortality, institutionalization, and dementia: a meta-analysis. JAMA 2010, 304:443-451.

Young J, Inouye SK. Delirium in older people. BMJ 2007; 334:842–6.

Paula Schmidt Azevedo Gaiolla
Raquel Simões Ballarin
Daniela Salate Biagioni Vulcano
Filipe Welson Leal Pereira
Sergio Alberto Rupp de Paiva

AVALIAÇÃO E MANEJO NUTRICIONAL NO PERIOPERATÓRIO

A partir dos anos 2000, um grupo de profissionais europeus propuseram um protocolo, o Enhanced Recovery After Surgery (ERAS), para acelerar a recuperação após a realização de uma cirurgia. O ERAS envolve medidas diversas no pré, intra e pós-operatório (Quadro 17.1), entre elas, algumas relacionadas com aspectos nutricionais. Ainda assim, muitas vezes esses aspectos são negligenciados. Portanto, estabelecer protocolos locais pode ser muito útil para colocar a avaliação nutricional no campo de atenção dos profissionais envolvidos nos cuidados do paciente cirúrgico. O Quadro 17.1 mostra algumas das estratégias propostas pelo protocolo ERAS, com destaque para itens relacionados à nutrição.

Quadro 17.1 | Estratégias propostas pelo protocolo ERAS para acelerar a recuperação do paciente após a cirurgia, com destaque para as intervenções nutricionais

Pré-operatório	Intraoperatório	Pós-operatório
Avaliação ambulatorial: cessar tabagismo, triagem e TN, otimizar medicações para controle de comorbidades	Preferir técnicas cirúrgicas minimamente invasivas	Mobilização precoce nas primeiras 24h após o procedimento
Estabelecer comunicação efetiva com paciente e familiar sobre procedimentos e riscos	Evitar opioides de longa duração	**Alimentação e hidratação, preferencialmente por via oral precoce nas primeiras 24h após o procedimento** **Considerar SNO, dieta enteral e imunonutrição, em situações específicas**
Redução do tempo de jejum com administração de líquidos claros com carboidratos	Manter balanço hidroeletrolítico, evitando hiper ou hipovolemia. Considerar vasopressores para manutenção da pressão arterial	**Retirar sonda vesical e hidratação venosa na manhã seguinte à cirurgia**
Profilaxia com antibióticos	Preferir anestesia peridural para cirurgias abertas	**Goma de mascar, laxativos, pró-cinéticos e medicações antagonistas de opioides podem auxiliar a retomada da função e motilidade intestinal**
Profilaxia TVP	Evitar usar drenos.	Manejo multimodal da dor
Profilaxia náuseas e vômitos	Evitar manutenção de sonda nasogástrica após o procedimento	Manejo multimodal de náuseas e vômitos
	Manutenção de normotermia	Preparar para alta o mais breve possível
		Auditorias frequentes

SNO: suplemento nutricional oral; TN: terapia nutricional; TVP: trombose venosa profunda.

Fonte: Adaptado de Olle Ljungqvist et al. Enhanced Recovery After Surgery 2020. ISBN : 978-3-030-33442-0.

Resposta metabólica ao trauma e o risco nutricional

O paciente que será submetido à cirurgia, independentemente da doença de base, desenvolverá a resposta metabólica ao trauma (RMT), que se caracteriza por atividade imune e humoral com finalidade de resolução da injúria. Para tanto, existe gasto de energia e consumo de substratos como proteínas e lipídeos para que RMT seja efetiva e se finalize em aproximadamente 15 dias. Sendo assim, a RMT será proporcional ao tamanho do estresse cirúrgico e depende do estado nutricional prévio. Portanto, pacientes com neoplasias, que serão submetidos a grandes ressecções, principalmente de trato gastrointestinal, são os de maiores riscos para complicações no pós-operatório. Esses pacientes, em geral, apresentam risco ou comprometimento nutricional que necessitam de intervenção no pré e pós-operatório.

A European Society for Clinical Nutrition and Metabolism (ESPEN) propõe que os pacientes de alto risco nutricional são aqueles que apresentam um dos achados abaixo:

◆ Perda de peso >10 a 15% em 6 meses.

◆ IMC <18,5 kg/m².

◆ "Nutritional Risk Screening 2002" (NRS 2002) >5 ou avaliação subjetiva global C.

◆ Albumina sérica < 3,0 mg/dL na ausência de doença hepática ou renal.

Para esses pacientes, pode-se considerar o uso de suplementos nutricionais orais (SNO) balanceados em macro e micronutrientes, SNO modificados com imunonutrientes, nutrição enteral (NE) ou parenteral (NP) antes e após o procedimento cirúrgico. Em geral, as necessidades de energia e proteína para esses pacientes são 25 a 30 kcal e 1,5 g de proteínas/ kg de peso. Entretanto, nas primeiras 72h, recomenda-se menor aporte de energia, principalmente aos pacientes críticos, pois a RMT não entrou em sua fase de maior gasto metabólico. Adicionalmente, a realização de exercícios físicos é fundamental, para atenuar a resistência anabólica e acelerar a recuperação.

Avaliação e manejo nutricional

A avaliação e a intervenção nutricional no paciente cirúrgico podem seguir os passos descritos abaixo e no fluxograma apresentado na Figura 17.1.

Período pré-operatório

Passo 1

Realizar a triagem nutricional utilizando um dos critérios propostos acima pela ESPEN. Neste capítulo, detalharemos o NRS 2002 como opção prática e abrangente para tal avaliação, e escolher a melhor TN. A ferramenta de triagem NRS 2002 está descrita no Quadro 17.2.

Quadro 17.2 | Nutritional Risk Screening 2002 (NRS 2002)

Parte 1
• Qualquer redução da ingestão na última semana
• Qualquer perda de peso nos últimos 3 meses
• IMC < 20,5 Kg/m²
• Saúde gravemente comprometida
Se pelo menos 1 dos itens acima for positivo, continuar com a avaliação abaixo. Se nenhum item for positivo, não é necessário continuar.
Recomenda-se reaplicar questionário semanalmente, ou quando julgar adequado.

(Continua)

Quadro 17.2 | Nutritional Risk Screening 2002 (NRS 2002) (*Continuação*)

Parte 2			
Aspectos nutricionais		**Gravidade da doença**	
Ausente - 0	Normal	Ausente - 0	Normal
Leve = 1	↓Peso > 5% em 3 meses, 50 a 75% das necessidades na semana anterior	Leve = 1	Fratura de fêmur, Doenças crônicas (DPOC, câncer, diabetes, hemodiálise)
Moderado = 2	↓Peso > 5% em 2 meses ou ↓ ingestão, 25 a 60% das necessidades na semana anterior; IMC 18,5 a 20,5 kg/m², condição geral debilitada	Moderado =2	Grandes cirurgias abdominais, acidente vascular cerebral, pneumonia grave, tumores hematológicos *(continua)*
Grave = 3	↓ Peso > 5% em 1 mês, 15% em 3 meses ou ingestão < 25% das necessidades, na semana anterior; IMC < 18,5 kg/m², condição geral debilitada	Grave =3	Trauma cranioencefálico, transplante de medula óssea, paciente crítico (APACHE >10)
Idade ≥ 70 anos =1			

ESPEN sugere como ponto de corte para alto risco nutricional NRS > 5.

No artigo original ≥ 3 significa risco nutricional.

Fonte: Adaptada de Kondrup J. *et al.*

Passo 1.1

Pacientes de baixo risco (NRS ≤ 5) que se alimentam bem e conseguem ingerir necessidades energético-proteicas pela via oral (> 50a 60% das necessidades) → podem ser liberados para a cirurgia, seguindo recomendações do ERAS, entre elas receber líquidos claros na noite anterior e até 2 horas antes da cirurgia. No protocolo ERAS, foram estudados líquidos claros com carboidratos (Liq CHO) a 12,5% (12,5g de maltodextrina para cada 100 ml de água) 800 mL na véspera e 400 mL 2 horas antes do procedimento. O protocolo nacional, adaptado do ERAS e chamado "Acelerando a recuperação total pós-operatória" (ACERTO), recomenda 400 ml dessa solução na véspera e 200 ml 2 a 3 horas antes da cirurgia. Essa estratégia tem se mostrado benéfica em reduzir sensação de sede, ansiedade e, em alguns estudos, reduzir a resistência insulínica e o tempo de internação.

Passo 1.2

Pacientes de baixo risco (NRS ≤ 5) que não atingem necessidades energéticas pela via oral (< 50 a 60% das necessidades) e que podem ser divididos entre NRS < 3 e NRS 3 a 5.

Passo 1.2.1: pacientes de baixo risco NRS 2002 < 3 e que não estão com ingestão adequada pela via oral (<50 a 60% das necessidades) → considerar uso de SNO padrão balanceado em proteínas e energia.

Passo 1.2.2: pacientes de moderado risco NRS 2002 3-5 e que não estão com ingestão adequada pela via oral (< 50a 60% das necessidades) → considerar imunonutrição. Suplementos ou dieta imunomoduladora são aquelas que, além dos macros e micronutrientes, possuem em sua fórmula imunonutrientes, como ômega-3, nucleotídeos e arginina. O uso dessa dieta no pré-operatório é controverso, devido à falta de estudos que mostrem sua superioridade em relação ao SNO padrão. As melhores evidências são para uso de imunonutrição no pós-operatório, com redução de infecção e tempo de internação. Sendo assim, é possível considerar a imunonutrição utilizada no pré-operatório para pacientes desnutridos e/ou com câncer e sendo mantida no pós-operatório. Nesse caso, recomenda-se imunonutrição por 5 a 7 dias antes da cirurgia e manter 5 a 7 dias após, com volume de 500 a 1000 ml/dia. Se não for possível iniciar a imunonutrição por pelo menos 5 dias antes da cirurgia, optar por prescrevê-la apenas no pós-operatório.

Passo 1.3

Pacientes de alto risco (NRS > 5 ou qualquer critério da ESPEN proposto acima) → aguardar o procedimento se houver possibilidade. Os procedimentos cirúrgicos são classificados em emergências (cirurgia imediata; ex: politrauma grave), urgências (em até 24 horas; ex: apendicite); tempo sensível (pode ser adiado de 1 a 6 semanas; ex: ressecção de neoplasias); eletiva (pode aguardar mais tempo, ex: prótese de quadril). Assim, em se tratando de cirurgias eletivas ou tempo sensíveis, realizar pré-reabilitação por 7 a 14 dias.

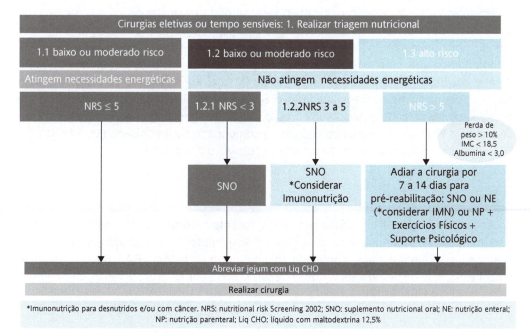

Figura 17.1 | Fluxograma para avaliação e terapia nutricional no pré-operatório de cirurgias eletivas ou tempo sensíveis.

Fonte: Desenvolvida pela autoria.

A pré-reabilitação compreende três modalidades de tratamento: terapia nutricional, exercícios físicos e suporte psicológico, que devem ser individualizados de acordo com necessidades e capacidade funcional do paciente. A TN pode ser realizada com SNO ou NE, se trato gastrointestinal funcionante, ou NP se não funcionante. A escolha da via depende da aceitação e deve seguir da maneira mais simples para a mais complexa, sendo via oral, seguida de enteral e, por último, parenteral, que deve contemplar, que deve contemplar pelo menos 50% a 60% das necessidades energéticas e proteicas. O uso da imunonutrição, seja via oral ou enteral, segue o mesmo racional descrito no item 1.2.2. Em relação à atividade física, principalmente no contexto da neoplasia, pode ser realizada por treinamento supervisionado ou domiciliar de intensidade moderada (50 a 75%) de frequência cardíaca máxima, em três sessões por semana, por 10 a 60 minutos por sessão de exercício. Esses exercícios devem ser resistidos associados à atividade aeróbica fatigante, como caminhada leve.

Período pós-operatório

Alguns pacientes entrarão no período pós-operatório já passando por todos os passos descritos anteriormente. Entretanto, algumas vezes estaremos frente a cirurgias de urgência ou emergência, transferência de casos de outros serviços, ou até mesmo solicitação de avaliação da equipe apenas depois do procedimento. Portanto, discutiremos a avaliação e estratégias propostas no pós-operatório separadamente do pré-operatório. Os passos descritos a seguir também podem ser acompanhados na Figura 17.2.

Em relação à composição das dietas, se a via oral estiver disponível em paciente de baixo risco, deve-se retornar à alimentação habitual. Se o caso for de alguma cirurgia grande, principalmente do trato gastrointestinal, que envolva elevado estresse metabólico, recomenda-se que, pelo menos, nas primeiras 72 horas, o paciente receba menor oferta de energia. Essa oferta pode ser em torno de 20 kcal/kg e proteína 1,2 g/kg de massa corporal/dia, na forma de dieta líquida, leve, SNO ou enteral, a depender da situação. Para cirurgias de ressecção de neoplasias e/ou cirurgias em pacientes previamente desnutridos ou com NRS ≥ 3, a imunonutrição está recomendada na quantidade descrita no item 1.2.2. A imunonutrição pode ser administrada pela via oral ou enteral.

Passo 1

Após a realização da cirurgia, o paciente apresenta trato gastrointestinal funcionante e é capaz de se alimentar pela via oral → 1.1 retornar alimentação e hidratação via oral, dentro das primeiras 24 horas após o procedimento. Seguir o protocolo ERAS, com mobilização precoce, retirada de hidratação venosa na manhã seguinte ao procedimento, entre outros, como mostra o Quadro 17.1.

Passo 2

Em algumas situações, já é possível prever a necessidade de NE no ato cirúrgico. Em outras, tenta-se iniciar a via oral, mas nem sempre essa é efetiva.

Passo 2.1

Nutrição enteral deve ser indicada se a via oral não puder ser utilizada ou quando houver a estimava de que a via oral não conseguirá suprir mais de 50% das necessidades energéticas nos próximos 5 dias (ex: pacientes em ventilação mecânica, politrauma e trauma crânio encefálico graves, cirurgias de cabeça e pescoço ou grandes cirurgias abdominais para ressecção de neoplasias, presença de desnutrição antes da cirurgia). Nesses casos, a depender da cirurgia, como grandes cirurgias de esôfago, trato gastrointestinal ou pancreática, o cirurgião deve considerar a passagem de sonda nasoenteral ou jejunostomia já no ato operatório.

O início da dieta enteral deve ser o mais breve possível – NE precoce, iniciada dentro das primeiras 24 horas de cirurgia. Para evitar intolerância e outras complicações como síndrome da realimentação, a progressão da dieta é lenta. O volume de 10 ml/h infundidos em bomba de infusão por 20 horas e aumento gradual, principalmente nos primeiros 3 dias, pode facilitar a implementação dessa estratégia. Adicionalmente, uso de pró-cinéticos e retirada de medicamentos que retardem a motilidade do trato gastrointestinal, como opioides, também podem auxiliar a progressão da dieta, quando houver alguma dificuldade para isso.

Passo 2.2

Para os pacientes que recebem a dieta por via oral no pós-operatório, mas não conseguem aceitar mais de 50% das suas necessidades energéticas, deve-se tentar as estratégias propostas no protocolo ERAS Quadro 17.1. Entre elas, destacam-se uso da goma de mascar, pró-cinéticos, reavaliação de uso de opioides, mobilização e deambulação, laxativos, correção de distúrbios eletrolíticos. Essas medidas são implementadas progressivamente e a decisão de indicar a NE é feita geralmente entre o 3º e o 7º dia.

Passo 3

Nutrição parenteral pode ser utilizada de forma exclusiva ou suplementar.

Passo 3.1

NP exclusiva: se houver impossibilidade de uso do trato gastrointestinal como obstrução intestinal, íleo metabólico, fístulas de alto débito, hemorragia digestiva grave, a NP deve ser iniciada imediatamente após a cirurgia, assim que houver estabilidade hemodinâmica. Essa relativa estabilidade hemodinâmica é considerada quando o paciente já recebeu ressuscitação volêmica, encontra-se com lactato em clareamento (preferencialmente < 2mg/dl), recebe doses de drogas vasoativas que não estejam em ascensão. Apesar da dificuldade da literatura em definir dose exata de drogas vasoativas para suspensão da terapia nutricional, essa possibilidade deve ser aventada em doses acima de 0,5 mcg/kg/min de noradrenalina (limite superior para indicação de associação do segundo vasopressor), principalmente considerando a existência de refratariedade ao tratamento do choque, individualizando-se a conduta naqueles que estiverem em doses maiores, porém estáveis.

Passo 3.2

NP suplementar pode ser utilizada quando o paciente não conseguir receber mais de 50% das necessidades energéticas pela via enteral, apesar das medidas já descritas no Quadro 17.1 e item 2.1.

Passo 4

O processo de terapia nutricional é dinâmico e o desmame da via mais complexa deve acontecer gradualmente, interpondo-se com o uso da via mais simples. Por exemplo, no paciente que recebe NP e tem condições de uso da via oral: reduzir 1/3 da prescrição da parenteral a cada dia e progredir 1/3 da dieta via oral a cada dia. Sendo assim, em aproximadamente 3 dias, houve o desmame da via mais complexa. Na alta do paciente, avaliar a necessidade de manutenção de NE e se maior que 4 semanas, considerar a realização de gastrostomia ou jejunostomia. Se tiver condições de uso da via oral, avaliar a necessidade de uso de SNO.

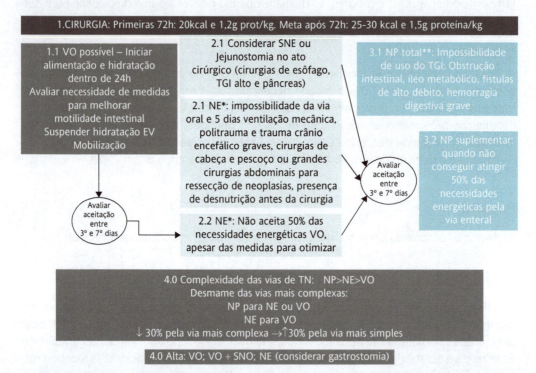

Figura 17.2 | Fluxograma para terapia nutricional no pós-operatório de cirurgias de emergência, urgência, eletivas ou tempo sensíveis.

Fonte: Desenvolvida pela autora.

BIBLIOGRAFIA CONSULTADA

Aguilar-Nascimento JE. ACERTO Acelerando a Recuperação Total Pós-Operatória. 2 edição. Rio de Janeiro: Rubio, 2011.

Carvalho PB de. Avaliação pré-operatória: desenvolvimento de protocolo de avaliação e terapia nutricional para o Hospital das Clínicas da Faculdade de Medicina de Botucatu. Preoperative evaluation: development of evaluation protocol and nutritional therapy for Hospital das Clínicas, Faculdade de Medicina de Botucatu [Internet]. 30 de julho de 2018 [citado 3 de fevereiro de 2022]; Disponível em: https://repositorio.unesp.br/handle/11449/157200

Finnerty CC, Mabvuure NT, Ali A, Kozar RA, Herndon DN. The Surgically Induced Stress Response. J Parenter Enter Nutr. setembro de 2013;37(5_suppl):21S-29S.

Kondrup J. ESPEN Guidelines for Nutrition Screening 2002. Clin Nutr. agosto de 2003;22(4):415–21.

Ljungqvist O, Scott M, Fearon KC. Enhanced Recovery After Surgery: A Review. JAMA Surg. 1º de março de 2017;152(3):292.

McClave SA, Taylor BE, Martindale RG, Warren MM, Johnson DR, Braunschweig C, et al. Guidelines for the Provision and Assessment of Nutrition Support Therapy in the Adult Critically Ill Patient. J Parenter Enter Nutr. 2016;40(2):159-211.

Muscaritoli M, Arends J, Bachmann P, Baracos V, Barthelemy N, Bertz H, et al.. ESPEN practical guideline: Clinical Nutrition in cancer. Clin Nutr. 2021;40(5):2898-2913.

Weimann A, Braga M, Carli F, Higashiguchi T, Hübner M, Klek S, et al. ESPEN practical guideline: Clinical nutrition in surgery. Clin Nutr. julho de 2021;40(7):4745–61.

Weimann A, Braga M, Carli F, Higashiguchi T, Hübner M, Klek S, et al. ESPEN guideline: Clinical nutrition in surgery. Clin Nutr. junho de 2017;36(3):623–50.

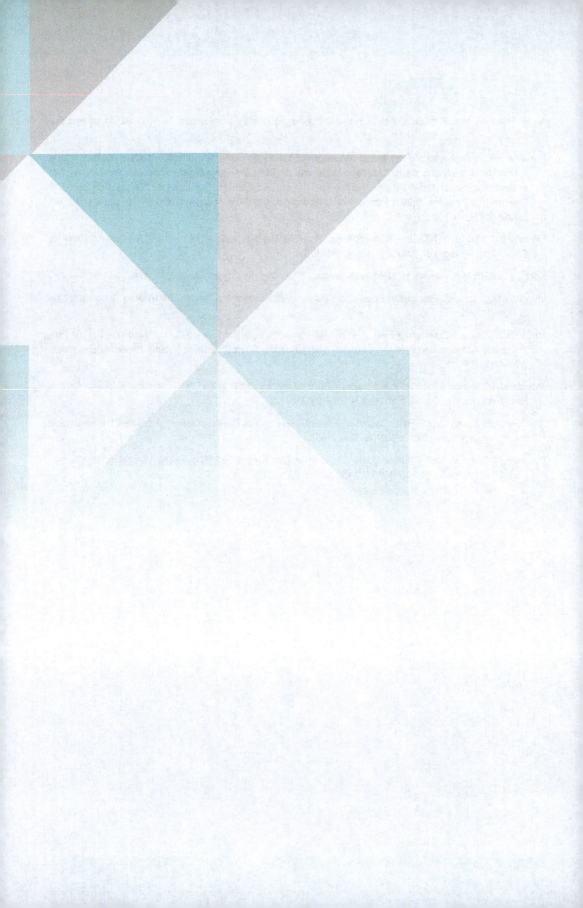

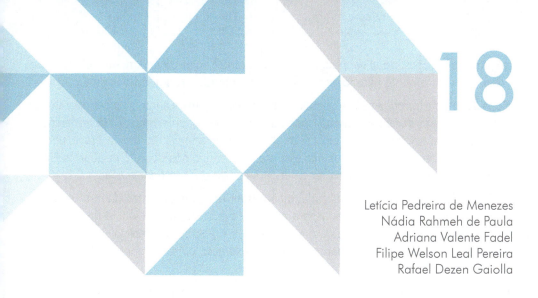

Letícia Pedreira de Menezes
Nádia Rahmeh de Paula
Adriana Valente Fadel
Filipe Welson Leal Pereira
Rafael Dezen Gaiolla

AVALIAÇÃO E MANEJO TRANSFUSIONAL NO PERIOPERATÓRIO

Anemia é definida pela OMS como concentração sérica de hemoglobina (Hb) menor que 13 g/dL para homens e 12 g/dL para mulheres. Trata-se de alteração comum no período perioperatório que está associada a complicações.

Estudos recentes mostram a importância de diagnosticar e tratar corretamente a anemia no pré-operatório, por ser um fator de risco para: necessidade de transfusão, morbidade e mortalidade. Diante da possibilidade de efeitos adversos causados pela transfusão, deve-se priorizar o diagnóstico adequado e tratamento da anemia.

Assim, concentrações de Hb e deficiência de ferro devem ser avaliados e corrigidos antes de procedimentos cirúrgicos. Porém, o tratamento eficaz antes da cirurgia muitas vezes é uma corrida contra o tempo, pois a avaliação pré-operatória pode ocorrer apenas alguns dias antes do procedimento cirúrgico planejado.

As terapias Eritropoiéticas requerem tempo para aumentar as concentrações séricas de hemoglobina, sendo 3 a 4 semanas antes da cirurgia eletiva um tempo mais apropriado.

Em algumas situações, pode ser necessário (e prudente) adiar procedimentos eletivos de alto risco de sangramento para fornecer tratamento adequado ao quadro anêmico.

Considerando a ferrodeficiência como a causa mais comum de anemia no perioperatório, a reposição de ferro pode ser realizada por via oral ou por via intravenosa. Há preferência pela via intravenosa nos pacientes cirúrgicos em casos de: anemia moderada-grave, pouco tempo para cirurgia e procedimentos não eletivos. No período pós-operatório, quando Hb < 10 g/dl e com baixo estoque de ferro, recomenda-se o uso do ferro endovenoso.

A via oral também pode ser utilizada, mas requer um período antes da cirurgia de 6 a 8 semanas. É geralmente indicada para anemia leve ou para deficiência de ferro não anêmica. Além do tempo, apresenta outras limitações, como baixa aderência pelos efeitos gastrintestinais e interações medicamentosas, por exemplo, com inibidores de bombas de prótons e antiácidos.

É imprescindível que todo médico, ao prescrever transfusão de hemoderivados, conheça os riscos advindos desta prática como, por exemplo, infecções (HIV, hepatites, HTLV, entre outras) e complicações não infecciosas, como reações transfusionais agudas e tardias e a chamada TRALI – tranfusion-related acute lung injury.

A presença de anemia preocupa especialmente por induzir menor oferta de oxigênio aos tecidos, especialmente o coração, levando a aumento da dinâmica cardiovascular (e, consequentemente, da demanda de O2) causando redução da perfusão e oxigenação tecidual.

Nos últimos anos, diversos estudos e consensos têm sido propostos, principalmente considerando estratégias transfusionais ditas "liberais", com gatilho para hemotransfusão em torno de 10 g/dL de Hb, ou "restritivas", com gatilho entre 7 e 8 g/dL de Hb em pacientes assintomáticos.

A totalidade dos consensos recomenda que seja especialmente levada em consideração a sintomatologia do paciente (como hipoperfusão clínica e laboratorial de qualquer sítio) e não os valores de Hb isoladamente, enquanto a grande maioria recomenda o uso da estratégia transfusional restritiva. A principal variação está na presença de Síndrome Coronariana Aguda (SCA), para a qual alguns consensos sugerem o gatilho de Hb 10g/dL, enquanto outros mantêm estratégia restritiva, desde que controlados os sintomas.

O que permanece claro é a ausência de evidência científica que suporte a prescrição de hemoderivados sem considerar a sintomatologia e as individualidades de cada caso, almejando um valor único de hemoglobina, como o 10 g/dL sugerido previamente. Segundo recente artigo de revisão publicado no NEJM, a estratégia recomendada pela Sociedade Europeia de Cardiologia e AABB (American Association of Blood Banks) é o uso do gatilho de 8g/dL de Hb para pacientes com doença cardiovascular preexistente ou aqueles submetidos a cirurgias ortopédicas, e de 7g/dL para os demais pacientes, incluindo aqueles em UTIs.

Considerando o aumentado estresse perioperatório e a relevante incidência de complicações neste período, especialmente as cardiovasculares, além da perspectiva de perda sanguínea durante o procedimento, é comum que ocorra a prescrição liberal de hemotransfusão, submetendo este grupo de pacientes a um risco aumentado de efeitos adversos.

É possível notar também, de forma mais frequente, a chamada "reserva cirúrgica de hemocomponentes", que consiste na solicitação ao banco de sangue/hemocentro de um serviço de saúde para que sejam preparados hemoderivados preventivamente, de forma que estes apenas serão utilizados na ocorrência de sangramento importante intraoperatório.

Ambas as práticas descritas, apesar de claramente buscarem minimizar o risco de desfechos cardiovasculares negativos advindos de hipoxemia tecidual e mesmo de anemia importante (e suas consequências) durante intraoperatório, não são embasadas em evidências científicas e trazem considerável custo financeiro ao serviço de saúde (muitas vezes com desperdício de hemoderivados reservados, não utilizados e não devolvidos ao banco de sangue/hemocentro). Adicionalmente, submetem os pacientes aos riscos advindos das transfusões sem indicação.

Neste contexto, o Hemocentro do Hospital das Clínicas da Faculdade de Medicina de Botucatu criou o Manual de Transfusão Sanguínea para Médicos - HCFMB, que contempla a situação de reserva cirúrgica de hemocomponentes e elabora uma lista com as cirurgias realizadas no serviço e respectivas necessidades transfusionais. Elaborou-se, como instrumento para classificação das cirurgias (em relação à necessidade real de transfusão), o Índice de Paciente Transfundido por Cirurgia (IPT), calculado pelo número de pacientes transfundidos em dez anos, dividido pelo número de cirurgias eletivas no mesmo período, vezes cem. Quando o número for maior que 10%, está justificada a reserva cirúrgica para o procedimento em questão, haja vista a revisão demonstrando que realmente foi necessária a transfusão sanguínea. Em negativo, a recomendação é que o paciente apenas seja triado com a dosagem de tipagem sanguínea (ABO e RH) e PAI (pesquisa de anticorpos irregulares) e, se necessário durante procedimento cirúrgico, sejam solicitados hemoderivados.

Assim, as cirurgias que justificam reserva cirúrgica, segundo os critérios descritos, com a respectiva sugestão da quantidade de hemoderivados são:

- Timectomia: um concentrado de hemácias.
- Craniotomia descompressiva: um concentrado de hemácias.
- Microcirurgia de hipófise: um concentrado de hemácias.
- Microcirurgia TU cerebral, vascular (aneurismas) e base de crânio: um concentrado de hemácias.
- Correção de defeito cardíaco congênito: dois concentrados de hemácias.
- Fechamento CIV ou CIA: um concentrado de hemácias.
- Implante de prótese valvar e valvuloplastia: um concentrado de hemácias.
- Revascularização miocárdica: um concentrado de hemácias.
- Curetagem uterina/ aspiração molar: um concentrado de hemácias.
- Aneurismectomia de aorta (aberta): dois concentrados de hemácias, plasma fresco congelado e plaquetaférese.
- Laparotomia exploradora: um concentrado de hemácias.
- Transplante de fígado (receptor): quatro concentrados de hemácias e plaquetaférese.

Sugerimos que, durante avaliação perioperatória, todos os pacientes com valores de hemoglobina menor que 10g/dL e plaquetas menor 100.000/mm³ sejam encaminhados ambulatorialmente para avaliação minuciosa por Hemoterapeuta, sempre que não houver atraso ou prejuízo significativo à realização do procedimento cirúrgico (exemplo, cirurgias tempo-sensíveis). Além disso, as orientações desse fluxograma são:

Primeiro passo

Quanto ao valor da hemoglobina. Pacientes com Hb menor que 8g/dL ou com sintomas de hipoperfusão tecidual (como descompensação de insuficiência cardíaca, doença arterial coronariana e renal, hipoperfusão tecidual com hiperlactatemia, rebaixamento do sensório, débito urinário, pressão arterial sem outra explicação) deverão receber hemotransfusão. Nos portadores de anemia falciforme, objetiva-se o nível de Hb 10 g/dL como gatilho transfusional. Lembrar que um concentrado de hemácias possui, em média, 350 ml e promove elevação de, aproximadamente, 1 g/dL nos valores de hemoglobina.

Segundo passo

Quanto ao valor de plaquetas. Pacientes com contagem plaquetária acima de 100.000/mm³ não necessitam transfusão. Aqueles com valor entre 50 e 100.000/mm³ deverão ser transfundidos se submetidos a procedimentos em locais críticos (cirurgias oftalmológicas e neurocirurgias). Para contagens plaquetárias menores em 50.000/mm³, está indicada transfusão em caso de cirurgias ou procedimentos invasivos, como punção lombar, anestesia epidural, biópsia hepática e endoscopia digestiva com biópsia.

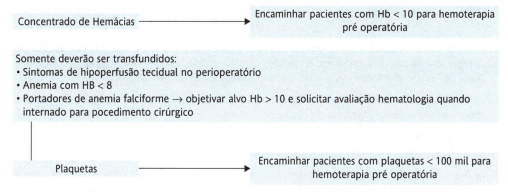

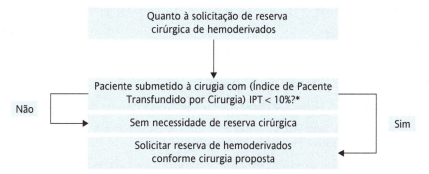

*Lista de cirurgias com IPT > 10% e, portanto, indicação de reserva cirúrgica de hemoderivados no HCFMB
- Timectomia: 1[ ] Hc
- Microcirugia de hipófise: 1[ ] Hc
- Correção de defeito cardíaco congênito: 2[ ] Hc
- Implante de prótese valvar e valvuloplastia: 1[ ] Hc
- Curetagem uterina/aspiração molar: 1[ ] Hc
- Laparotomia exploradora: 1[ ] Hc
- Cirurgia vascular intracraniana (aneurisma): 1[ ] Hc
- Craniotomia descompressiva: 1[ ] Hc
- Microcirugia para tumor cerebral e base de crânio: 1[ ] Hc
- Fechamento CIV ou CIA: 1[ ] Hc
- Revascularização miocárdica: 1[ ] Hc
- Aneurismectomia de aorta (aberta): 2[ ] Hc; 1PFC, PQT
- Transplante de fígado (receptor): 4[ ] Hc e PQT

[ ] Hc = concentrado de hemácias/PFC = plasma fresco congelado/PQT = plaquetaferese

Figura 18.1 | Manejo transfusional perioperatório e avaliação sobre reserva pre cirúrgica de hemoderivados.

Fonte: Desenvolvida pela autoria.

BIBLIOGRAFIA CONSULTADA

American Society of Anesthesiologists Task Force on Perioperative Blood Management. Practice guidelines for perioperative 64: blood management: an updated report by the American Society of Anesthesiologists Task Force on Perioperative Blood Management. Anesthesiology 2015; 122: 241-75.

Carson JL, Guyatt G, Heddle NM, et al. Clinical practice guidelines from the AABB: red blood cell transfusion thresholds and storage. JAMA 2016; 316: 2025-35.

Corwin HL et al. The CRIT Study: Anemia and blood transfusion in the critically ill – current clinical practice in the United States. Crit Care Med. 2004; 32(1): 39-52.

Garcia PC, Fusco SB. Efetividade de um protocolo de reserva cirúrgica para o uso racional de hemocomponentes no Hospital das Clínicas da Faculdade de Medicina de Botucatu (HCFMB) [Especialização de gestão em saúde]. Botucatu: UAB/UNESP; 2014.

Goodnough LT et al. Transfusion medicine: Second of two parts-blood conservation. N Engl J Med. 1999:340(7):525-33.

Jeffrey L. Carson, M.D., Darrell J. Triulzi, M.D., and Paul M. Ness, M.D. Indications or and Adverse Effects of Red- -Cell Transfusion. N Engl J Med 017;377:1261-72.

Júnior PB. Manual de Transfusão Sanguínea para Médicos HCFMB. Botucatu, 2017.

Kidney Disease: Improving Global Outcomes (KDIGO) Anemia Work Group. KDIGO clinical practice guideline for anemia in chronic kidney disease. Kidney Int Suppl 2012; 2: 279-335.

Ludhmila A. Hajjar, MD, PhD et al. Transfusion requirements After Cardiac Surgery The TRACS Randomized Controlled Trial. JAMA, October 13, 2010—Vol 304, No. 14.

Lundy JS. Clinical anestesia – a manual of clinical anesthesiology. Philadelphia: WB. Saunders; 1942.

Patient blood management guidelines. Lyneham, ACT: National Blood Authority Australia, 2012 (http://www .blood .gov .au/pbm-guidelines).

Spiess BD. Red cells transfusions and guidelines: a work in progress. Hematol Oncol Clin North Am 2007; 21 (1) 185-200.

Starr D. Blood: an epic history of medicine and commerce. New York: Harper Collins, 2002.

WHO. (2011) Haemoglobin concentrations for the diagnosis of anaemia and assessment of severity. Vitamin and Mineral Nutrition Information System. Geneva, World Health Organization, 2011 (WHO/NMH/NHD/ MNM/11.1).

Wise MV, O'Lary JP. The Origins of blood transfusion: The later phase. Am Surg. 2001: 67(10):1011-3.

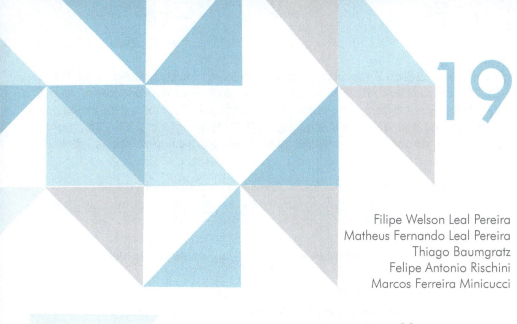

Filipe Welson Leal Pereira
Matheus Fernando Leal Pereira
Thiago Baumgratz
Felipe Antonio Rischini
Marcos Ferreira Minicucci

INDICAÇÕES DE SOLICITAÇÃO DE VAGA DE TERAPIA INTENSIVA NO PERIOPERATÓRIO

Após a realização de uma cirurgia, é função da equipe assistente determinar para onde o paciente deverá ser encaminhado para seguimento de cuidados dentro da estrutura hospitalar. Pacientes de alto risco conduzidos para ambientes de menor complexidade, como enfermarias, estão sujeitos a eventos graves, seguido de *failure to rescue* e maior mortalidade. Em contrapartida, pacientes de baixo risco, caso ocupem leitos de terapia intensiva, podem ser alvo de diagnóstico e intervenções desnecessárias, assim como aumentar o consumo de recursos já escassos. Diante disso, faz-se necessária uma avaliação adequada nos períodos pré e intraoperatório, a respeito da indicação e triagem para unidades de maior complexidade no hospital (unidades de terapia intensiva – UTI).

Existem, ao menos, três modelos possíveis de serem adotados para determinar critérios objetivos de admissão em UTI. São esses o modelo baseado no diagnóstico, modelo de prioridade e modelo baseado em parâmetros objetivos.

O modelo baseado em diagnóstico apresenta critérios de admissão específicos, descritos na Tabela 19.1 e refere que pacientes cirúrgicos têm critérios de UTI em caso de diagnóstico. A Sociedade Europeia de Medicina Intensiva (Society of Critical Care Medicina – SCCM), em sua diretriz de 2016, recomenda o uso do modelo de prioridade. De modo semelhante, no Brasil, o Conselho Federal de Medicina (CFM) também determinou o uso de um modelo de prioridade para admissão na UTI (Resolução n° 2156/2016), no qual pacientes cirúrgicos poderiam estar inclusos em prioridade 2 e 4, descritos na Tabela 19.2.

Tabela 19.1 | Critérios de admissão na UTI de acordo com modelo baseado em diagnóstico

Critérios
• Cirurgias de grande porte
• Cirurgias de médio porte com instabilidade hemodinâmica, risco de falência respiratória ou de perviedade de vias aéreas ou em portadores de comorbidades
• Transplante de órgãos intracavitários
• Cirurgias em politraumatizados com instabilidade hemodinâmica ou neurológica e grande perda de sangue no per ou pós-operatório imediato

Fonte: Desenvolvida pela autoria.

Tabela 19.2 | Descrição dos níveis de prioridade para admissão na UTI de acordo com o Conselho Federal de Medicina (Resolução n° 2156/2016).

Nível de prioridade	Descrição
Prioridade 1	• Necessidade e intervenções de suporte à vida, com alta probabilidade de recuperação e sem nenhuma limitação de suporte terapêutico
Prioridade 2	• Necessidade de monitorização intensiva, pelo alto risco de precisarem de intervenção imediata, e sem nenhuma limitação de suporte terapêutico
Prioridade 3	• Necessidade de intervenções de suporte à vida, com baixa probabilidade de recuperação ou com limitação de intervenção terapêutica
Prioridade 4	• Necessidade de monitorização intensiva, pelo alto risco de precisarem de intervenção imediata, mas com limitação de intervenção terapêutica
Prioridade 5	• Doença em fase de terminalidade ou moribundos, sem possibilidade de recuperação

Fonte: Conselho Federal de Medicina (Resolução n° 2156/2016).

Para determinar se os pacientes cirúrgicos se encontram dentro dessas prioridades descritas, é necessário uso de um sistema de triagem. A triagem define o risco de complicações do paciente e, dessa forma, sua necessidade de monitorização. Além disso, na ausência de recursos suficientes para contemplar todos os pacientes com indicação de terapia intensiva, ferramentas de triagem podem auxiliar na seleção de pacientes com maior benefício no uso destes recursos.

Alguns estudos clássicos tentaram definir os critérios de alto risco para pacientes cirúrgicos, encontrando mortalidade entre 22 e 33% para estes grupos. Estes critérios ainda podem ser utilizados e estão descritos na Tabela 19.3. Outros critérios clínicos individuais, como idade, duração da cirurgia acima de três horas e caráter emergencial do procedimento predizem maior risco e também podem ser utilizados para decisões subjetivas.

Tabela 19.3 | Critérios de alto risco definidos por Shoemaker *et al.* e adaptados por Boyd *et al*

Critérios
Doença cardiorrespiratória grave prévia (infarto agudo do miocárdio, doença pulmonar obstrutiva crônica e acidente vascular encefálico)
Doença vascular em estágio final envolvendo a aorta
Idade acima de 70 anos com reserva fisiológica limitada em um ou mais órgãos vitais
Grande cirurgia para neoplasias (esofagectomia, gastrectomia e cistectomia)
Abdome agudo com instabilidade hemodinâmica
Perda sanguínea grave (necessidade de mais de 8 unidades de concentrado de hemácias)
Choque séptico, sepse ou hemoculturas positivas
Insuficiência respiratória (ventilação mecânica por mais de 48 horas ou PaO2 < 60 mmHg com FiO2 > 40%)
Insuficiência renal (creatinina > 3 mg/dL ou ureia aproximadamente acima de 107 mg/dl)

Fonte: Adaptado de Shoemaker *et al.* e Boyd *et al.*

Várias ferramentas são descritas na literatura para predição de risco pré-operatório, podendo determinar gravidade e probabilidade de complicações pós-operatórias com acurácia variável. Cada um dos modelos possui vantagens e desvantagens, referentes a sua acurácia, discriminação, número de variáveis, necessidade de exames laboratoriais, reprodutibilidade e facilidade de uso.

Podem ser utilizados sistemas baseados na presença de comorbidades, como o *American Society Anesthesia Physical Status Classification* (ASA) e o Índice de Comorbidades de Charlson, baseados na avaliação do risco cardiovascular, como o Índice de Goldman, o Índice Modificado de Detsky e o Índice de Risco Cardíaco Revisado de Lee, modelos para risco de morte em geral na unidade de terapia intensiva, como o *Acute Physiology and Chronic Health Evaluation* (APACHE), o *Simplified Acute Physiology Score* (SAPS) e o *Mortality Probability Model* (MPM) ou para risco de morte em cirurgias de emergência, como o *Emergence Surgery Score* (ESS), ou mesmo modelos de diagnóstico de disfunções orgânicas, como o *Sequential Organ Failure Assessment* (SOFA) e o *Multiple Organ Dysfunction Score* (MODS).

Entre as ferramentas citadas, a última atualização do SAPS, denominado SAPS 3, vem apresentando destaque na literatura. Este é um índice composto por 20 variáveis (demográficas, clínicas e laboratoriais), cuja pontuação pode ir até 217 pontos. Quanto maior o valor obtido, pior o prognóstico do paciente. Estudos na população brasileira e em outras populações mostram bons resultados com o uso do SAPS 3. Um desses estudos chega a definir o valor de 40 como ponte de corte para alto risco no pós-operatório. Outros estudos, porém, em populações específicas, como transplantados, portadores de neoplasias sólidas ou menores que 65 anos, não corroboram com o uso do SAPS 3 para definição do risco.

Outros sistemas de predição de risco são construídos para serem aplicados no período de pós-operatório imediato. Estas ferramentas apresentam a vantagem de incluírem as variáveis provenientes do período intraoperatório em seus modelos de predição. Estes escores são o P-POSSUM (*Portsmouth Physiological and Operative Severity Score for the enUmeration of Mortality and morbidity*), derivado do escore POSSUM, o *Estimation of Physiologic Ability and Surgical Stress* (E-PASS), o *National Surgical Quality Improvement Program* (NSQIP) para população americana e o *Surgical Apgar Score* (SAS). Entre estas ferramentas, o P-POSSUM é uma das mais estudadas e aplicadas na população brasileira.

Diante de todas essas opções, é importante destacar que a escolha de algum desses sistemas deve ser individualizada para cada serviço, a depender de suas características. É fundamental, porém, que esta avaliação seja realizada de modo protocolar e periódico. Ainda, é discutível qual paciente se beneficiará do uso dos recursos da terapia intensiva e qual a melhor ferramenta para selecioná-lo. Pacientes submetidos a grandes cirurgias de emergência, com comorbidades descompensadas ou ainda com graves alterações fisiológicas seriam os de melhor indicação. Sugere-se o uso do SAPS 3 no pré-operatório para identificação destes pacientes, com a ciência de suas limitações em populações específicas. É possível, ainda, refinar a avaliação do SAPS 3 no pós-operatório imediato com o uso do P-POSSUM. Em última análise, discussão conjunta entre clínicos, cirurgiões, anestesistas e intensivistas pode ser necessária para individualizar decisões.

Para o futuro, modelos construídos a partir de bancos de dados eletrônicos, usando novas modelagens por meio de *machine learning*, podem ser úteis para obter ferramentas de melhor acurácia. Além disso, diante da limitação de recursos, é possível a criação de unidades de cuidados intermediários ou enfermarias especializadas em cuidados pós-operatórios, que possam fornecer cuidado adequado a estes pacientes, preservando leitos de UTI para situações de maior gravidade.

BIBLIOGRAFIA CONSULTADA

Bartkowiak B, Snyder AM, Benjamin A, Schneider A, Twu NM, Churpek MM, et al. Validating the Electronic Cardiac Arrest Risk Triage (eCART) Score for Risk Stratification of Surgical Inpatients in the Postoperative Setting: Retrospective Cohort Study. Ann Surg.2019;269(6):1059–63.

Biondi RS, Ribeiro RAB. Critérios de Admissão e Alta em UTI. In: Manual de Medicina Intensiva.São Paulo: Atheneu, 2014.

Boyd O, Jackson N. Clinical review: How is risk defined in high-risk surgical patient management? Crit Care. 2005;9(4):390.

Brasil. Conselho Federal de Medicina (CFM). Resolução CFM Nº 2.156/2016, de 28 de outubro de 2016. Estabelece os critérios de admissão e alta em unidade de terapia intensiva. [Internet]. Disponível em: https://sistemas.cfm.org.br/normas/visualizar/resolucoes/BR/2016/2156

Carvalho-E-Carvalho ME, De-Queiroz FL, Martins-Da-Costa BX, Werneck-Côrtes MG, Pires-Rodrigues V. The applicability of POSSUM and P-POSSUM scores as predictors of morbidity and mortality in colorectal surgery. Rev Colégio Bras Cir. 2018;45(1).

de Cássia Braga Ribeiro K, Kowalski LP. APACHE II, POSSUM, and ASA Scores and the Risk of Perioperative Complications in Patients With Oral or Oropharyngeal Cancer. Arch Otolaryngol Neck Surg.2003;129(7):739.

Ghaffar S, Pearse RM, Gillies MA. ICU admission after surgery: who benefits? Curr Opin Crit Care.2017;23(5):424–9.

Haq A, Patil S, Parcells AL, Chamberlain RS. The Simplified Acute Physiology Score III Is Superior to the Simplified Acute Physiology Score II and Acute Physiology and Chronic Health Evaluation II in Predicting Surgical and ICU Mortality in the "Oldest Old". Curr Gerontol Geriatr Res. 2014;2014:1–9.

Hernandez AMR, Palo JEM. Performance of the SAPS 3 admission score as a predictor of ICU mortality in a Philippine private tertiary medical center intensive care unit. J Intensive Care. 2014;2(1):29.

Kongkaewpaisan N, Lee JM, Eid AI, Kongwibulwut M, Han K, King D, et al. Can the emergency surgery score (ESS) be used as a triage tool predicting the postoperative need for an ICU admission? Am J Surg.2019;217(1):24–8.

Kose I, Zİncircioglu C, Çakmak M, Cabbaroglu G, Senoglu N, Gonullu M. Postoperative patients in the intensive care unit: Identifying those who do not really need it. J Crit Care.2015;30(6):1295–8.

Lima MF, Mondadori LA, Chibana AY, Gilio DB, Giroud Joaquim EH, Michard F. Outcome impact of hemodynamic and depth of anesthesia monitoring during major cancer surgery: a before–after study. J Clin Monit Comput.2019;33(3):365–71.

Loftus TJ, Balch JA, Ruppert MM, Tighe PJ, Hogan WR, Rashidi P, et al. Aligning Patient Acuity With Resource Intensity After Major Surgery: A Scoping Review. Ann Surg.2022;275(2):332–9.

Loftus TJ, Ruppert MM, Ozrazgat-Baslanti T, Balch JA, Efron PA, Tighe PJ, et al. Association of Postoperative Undertriage to Hospital Wards With Mortality and Morbidity. JAMA Netw Open.2021;4(11):e2131669.

Moore D, Durie ML, Bampoe S, Buizen L, Darvall JN. The risk of postoperative deterioration of non-cardiac surgery patients with ICU referral status who are admitted to the regular ward: a retrospective observational cohort study. Patient Saf Surg.2021;15(1):10.

Nates JL, Nunnally M, Kleinpell R, Blosser S, Goldner J, Birriel B, et al. ICU Admission, Discharge, and Triage Guidelines: A Framework to Enhance Clinical Operations, Development of Institutional Policies, and Further Research. Crit Care Med.2016;44(8):1553–602.

Oliveira V, Brauner J, Filho E, Susin R, Draghetti V, Bolzan S, et al. Is SAPS 3 better than APACHE II at predicting mortality in critically ill transplant patients? Clinics.2013;68(2):153–8.

Shoemaker WC, Appel PL, Kram HB, Waxman K, Lee TS. Prospective Trial of Supranormal Values of Survivors as Therapeutic Goals in High-Risk Surgical Patients. Chest.1988;94(6):1176–86.

Silva Júnior JM, Chaves RC de F, Corrêa TD, Assunção MSC de, Katayama HT, Bosso FE, et al. Epidemiology and outcome of high-surgical-risk patients admitted to an intensive care unit in Brazil. Rev Bras Ter Intensiva. 2020;32(1).

Silva JM, Rocha HMC, Katayama HT, Dias LF, de Paula MB, Andraus LMR, et al. SAPS 3 score as a predictive factor for postoperative referral to intensive care unit. Ann Intensive Care.2016;6(1):42.

Sobol JB, Wunsch H. Triage of high-risk surgical patients for intensive care. Crit Care. 2011;15(2):217.

Thevathasan T, Copeland CC, Long DR, Patrocínio MD, Friedrich S, Grabitz SD, et al. The Impact of Postoperative Intensive Care Unit Admission on Postoperative Hospital Length of Stay and Costs: A Prespecified Propensity-Matched Cohort Study. Anesth Analg.2019;129(3):753–61.

Wang D, Carrano FM, Fisichella PM, Desiato V, Newman E, Berman R, et al. A Quest for Optimization of Postoperative Triage After Major Surgery. J Laparoendosc Adv Surg Tech.2019;29(2):203–5.

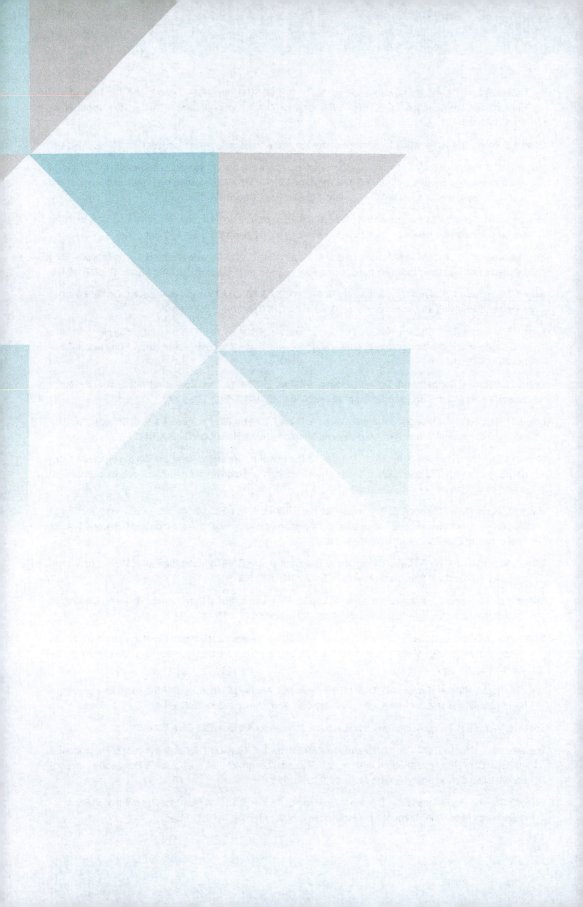